国家卫生和计划生育委员会"十二五"规划教材

全 国 中 医 药 高 职 高 专 院 校 教 材

全 国 高 等 医 药 教 材 建 设 研 究 会 规 划 教 材

供中医骨伤专业用

U0276189

骨伤科影像诊断技术

主　编　申小年

副主编　郭红斌　肖成明

编　委　（以姓氏笔画为序）

王志刚（江西中医药高等专科学校）

申小年（安徽中医药高等专科学校）

朱维杰（安徽中医药高等专科学校）

肖成明（四川中医药高等专科学校）

郭红斌（南阳医学高等专科学校）

人民卫生出版社

图书在版编目(CIP)数据

骨伤科影像诊断技术/申小年主编.—北京:人民卫生
出版社,2014

ISBN 978-7-117-18960-6

Ⅰ.①骨… Ⅱ.①申… Ⅲ.①骨损伤-影象诊断-
高等职业教育-教材 Ⅳ.①R683.04

中国版本图书馆 CIP 数据核字(2014)第 084203 号

人卫智网 **www.ipmph.com**	医学教育、学术、考试、健康, 购书智慧智能综合服务平台	
人卫官网 **www.pmph.com**	人卫官方资讯发布平台	

骨伤科影像诊断技术

主　　编:申小年
出版发行:人民卫生出版社 (中继线 010-59780011)
地　　址:北京市朝阳区潘家园南里 19 号
邮　　编:100021
E - mail: pmph @ pmph.com
购书热线:010-59787592 010-59787584 010-65264830
印　　刷:三河市国英印务有限公司
经　　销:新华书店
开　　本:787×1092 1/16　　印张:11
字　　数:275 千字
版　　次:2014 年 7 月第 1 版 2024 年 8 月第 1 版第 10 次印刷
标准书号:ISBN 978-7-117-18960-6
定　　价:26.00 元
打击盗版举报电话:010-59787491 E-mail:WQ @ pmph.com
质量问题联系电话:010-59787234 E-mail:zhiliang @ pmph.com

《骨伤科影像诊断技术》网络增值服务编委会名单

主　编　申小年

副主编　王志刚　朱维杰

编　委

郭红斌（南阳医药高等专科学校）

肖成明（四川中医药高等专科学校）

维　护

申小年（安徽中医药高等专科学校）

朱维杰（安徽中医药高等专科学校）

王志刚（江西中医药高等专科学校）

全国中医药高职高专国家卫生和计划生育委员会规划教材
第三轮修订说明

全国中医药高职高专卫生部规划教材第 1 版(6 个专业 63 种教材)2005 年 6 月正式出版发行,是以安徽、湖北、山东、湖南、江西、重庆、黑龙江等 7 个省市的中医药高等专科学校为主体,全国 20 余所中医药院校专家教授共同编写。该套教材首版以来及时缓解了中医药高职高专教材缺乏的状况,适应了中医药高职高专教学需求,对中医药高职高专教育的发展起到了重要的促进作用。

为了进一步适应中医药高等职业教育的快速发展,第 2 版教材于 2010 年 7 月正式出版发行,新版教材整合了中医学、中药、针灸推拿、中医骨伤、护理等 5 个专业,其中将中医护理学专业名称改为护理;新增了医疗美容技术、康复治疗技术 2 个新专业的教材。全套教材共 86 种,其中 38 种教材被教育部确定为普通高等教育"十一五"国家级规划教材。第 2 版教材由全国 30 余所中医药院校专家教授共同参与编写,整个教材编写工作彰显了中医药特色,突出了职业教育的特点,为我国中医药高等职业教育的人才培养作出了重要贡献。

在国家大力推进医药卫生体制改革,发展中医药事业和高等中医药职业教育教学改革的新形势下,为了更好地贯彻落实《国家中长期教育改革和发展规划纲要(2010-2020)》和《医药卫生中长期人才发展规划(2011-2020)》,推动中医药高职高专教育的发展,2013 年 6 月,全国高等医药教材建设研究会、人民卫生出版社在教育部、国家卫生和计划生育委员会、国家中医药管理局的领导下,全面组织和规划了全国中医药高职高专第三轮规划教材(国家卫生和计划生育委员会"十二五"规划教材)的编写和修订工作。

为做好本轮教材的出版工作,成立了第三届中医药高职高专教育教材建设指导委员会和各专业教材评审委员会,以指导和组织教材的编写和评审工作,确保教材编写质量;在充分调研的基础上,广泛听取了一线教师对前两版教材的使用意见,汲取前两版教材建设的成功经验,分析教材中存在的问题,力求在新版教材中有所创新,有所突破。新版教材仍设置中医学、中药、针灸推拿、中医骨伤、护理、医疗美容技术、康复治疗技术 7 个专业,并将中医药领域成熟的新理论、新知识、新技术、新成果根据需要吸收到教材中来,新增 5 种新教材,共 91 种教材。

新版教材具有以下特色:

1. **定位准确,特色鲜明** 本套教材遵循各专业培养目标的要求,力求体现"专科特色、技能特点、时代特征",既体现职业性,又体现其高等教育性,注意与本科教材、中专教材的区别,同时体现了明显的中医药特色。

2. **谨守大纲,重点突出** 坚持"教材编写以教学计划为基本依据"的原则,本次教材修订的编写大纲,符合高职高专相关专业的培养目标与要求,以培养目标为导向、职业岗位能力需求为前提、综合职业能力培养为根本,注重基本理论、基本知识和基本技能的培养和全面素质的提高。体现职业教育对人才的要求,突出教学重点、知识点明确,有与之匹配的教学大纲。

3. 整体优化,有机衔接　本套教材编写从人才培养目标着眼,各门教材是为整个专业培养目标所设定的课程服务,淡化了各自学科的独立完整性和系统性意识。基础课教材内容服务于专业课教材,以"必需、够用"为度,强调基本技能的培养;专业课教材紧密围绕专业培养目标的需要进行选材。全套教材有机衔接,使之成为完成专业培养目标服务的有机整体。

4. 淡化理论,强化实用　本套教材的编写结合职业岗位的任职要求,编写内容对接岗位要求,以适应职业教育快速发展。严格把握教材内容的深度、广度和侧重点,突出应用型、技能型教育内容。避免理论与实际脱节,教育与实践脱节,人才培养与社会需求脱节的倾向。

5. 内容形式,服务学生　本套教材的编写体现以学生为中心的编写理念。教材内容的增减、结构的设置、编写风格等都有助于实现和满足学生的发展需求。为了解决调研过程中教材编写形式存在的问题,本套教材设有"学习要点"、"知识链接"、"知识拓展"、"病案分析(案例分析)"、"课堂讨论"、"操作要点"、"复习思考题"等模块,以增强学生学习的目的性和主动性及教材的可读性,强化知识的应用和实践技能的培养,提高学生分析问题、解决问题的能力。

6. 针对岗位,学考结合　本套教材编写要按照职业教育培养目标,将国家职业技能的相关标准和要求融入教材中。充分考虑学生考取相关职业资格证书、岗位证书的需要,与职业岗位证书相关的教材,其内容和实训项目的选取涵盖相关的考试内容,做到学考结合,体现了职业教育的特点。

7. 增值服务,丰富资源　新版教材最大的亮点之一就是建设集纸质教材和网络增值服务的立体化教材服务体系。以本套教材编写指导思想和整体规划为核心,并结合网络增值服务特点进行本套教材网络增值服务内容规划。本套教材的网络增值服务内容以精品化、多媒体化、立体化为特点,实现与教学要求匹配、与岗位需求对接、与执业考试接轨,打造优质、生动、立体的网络学习内容,为向读者和作者提供优质的教育服务、紧跟教育信息化发展趋势并提升教材的核心竞争力。

新版教材的编写,得到全国40余家中医药高职高专院校、本科院校及部分西医院校的专家和教师的积极支持和参与,他们从事高职高专教育工作多年,具有丰富的教学经验,并对编写本学科教材提出很多独到的见解。新版教材的编写,在中医药高职高专教育教材建设指导委员会和各专业教材评审委员会指导下,经过调研会议、论证会议、主编人会议、各专业编写会议、审定稿会议,确保了教材的科学性、先进性和实用性。在此,谨向有关单位和个人表示衷心的感谢!

希望本套教材能够对全国中医药高职高专人才的培养和教育教学改革产生积极的推动作用,同时希望各位专家、学者及读者朋友提出宝贵意见或建议,以便不断完善和提高。

全国高等医药教材建设研究会
第三届全国中医药高职高专教育教材建设指导委员会
人民卫生出版社
2014 年 4 月

中医学专业

中医骨伤专业

中 药 专 业

46	人体解剖生理学（第3版）	刘春波	48	中药储存与养护技术	沈 力
47	分析化学（第3版）	潘国石			
		陈哲洪			

针灸推拿专业

49	针灸治疗（第3版）	刘宝林	52	推拿治疗（第3版）	梅利民
50	针法灸法（第3版）★	刘 茜	53	推拿手法（第3版）	那继文
51	小儿推拿（第3版）	佘建华	54	经络与腧穴（第3版）★	王德敬

医疗美容技术专业

55	医学美学（第2版）	沙 涛	61	美容实用技术（第2版）	张丽宏
56	美容辨证调护技术（第2版）	陈美仁	62	美容皮肤科学（第2版）	陈丽娟
57	美容中药方剂学（第2版）★	黄丽萍	63	美容礼仪（第2版）	位汶军
58	美容业经营管理学（第2版）	梁 娟	64	美容解剖学与组织学（第2版）	杨海旺
59	美容心理学（第2版）★	陈 敏	65	美容保健技术（第2版）	陈景华
		汪启荣	66	化妆品与调配技术（第2版）	谷建梅
60	美容手术概论（第2版）	李全兴			

康复治疗技术专业

67	康复评定（第2版）	孙 权	72	临床康复学（第2版）	邓 倩
68	物理治疗技术（第2版）	林成杰	73	临床医学概要（第2版）	周建军
69	作业治疗技术（第2版）	吴淑娥			符逢春
70	言语治疗技术（第2版）	田 莉	74	康复医学导论（第2版）	谭 工
71	中医养生康复技术（第2版）	王德瑜			
		邓 沂			

护 理 专 业

75	中医护理（第2版）★	杨 洪	83	精神科护理（第2版）	井霖源
76	内科护理（第2版）	刘 杰	84	健康评估（第2版）	刘惠莲
		吕云玲	85	眼耳鼻咽喉口腔科护理（第2版）	肖跃群
77	外科护理（第2版）	江跃华	86	基础护理技术（第2版）	张少羽
		刘伟道	87	护士人文修养（第2版）	胡爱明
78	妇产科护理（第2版）	林 萍	88	护理药理学（第2版）★	姜国贤
79	儿科护理（第2版）	艾学云	89	护理学导论（第2版）	陈香娟
80	社区护理（第2版）	张先庚			曾晓英
81	急救护理（第2版）	李延玲	90	传染病护理（第2版）	王美芝
82	老年护理（第2版）	唐凤平	91	康复护理	黄学英

★为"十二五"职业教育国家规划教材。

第三届全国中医药高职高专教育教材建设指导委员会名单

顾 问

刘德培　于文明　王　晨　洪　净　文历阳　沈　彬　周　杰
王永炎　石学敏　张伯礼　邓铁涛　吴恒亚

主任委员

赵国胜　方家选

副主任委员（按姓氏笔画为序）

王义祁　王之虹　吕文亮　李　丽　李　铭　李建民　何文彬
何正显　张立祥　张同君　金鲁明　周建军　胡志方　侯再金
郭争鸣

委 员（按姓氏笔画为序）

王文政　王书林　王秀兰　王洪全　刘福昌　李灿东　李治田
李榆梅　杨思进　宋立华　张宏伟　张俊龙　张美林　张登山
陈文松　金玉忠　金安娜　周英信　周忠民　屈玉明　徐家正
董维春　董辉光　潘年松

秘 书

汪荣斌　王春成　马光宇

第三届全国中医药高职高专院校中医骨伤专业教材评审委员会名单

主任委员

方家选

副主任委员

涂国卿　黄振元

委 员（按姓氏笔画为序）

王春成　李　玄　莫善华　谢　强　魏宪纯

为了更好地贯彻落实《国家中长期教育改革和发展规划纲要》和《医药卫生中长期人才发展规划(2011—2020年)》,推动中医药高职高专教育的发展,培养中医药类高级技能型人才,在总结汲取前两版教材成功经验的基础上,在全国高等医药教材建设研究会、全国中医药高职高专教材建设指导委员会的组织规划下,按照全国中医药高职高专院校各专业的培养目标,确立本课程的教学内容并编写了本教材。

《骨伤科影像诊断技术》是依据教学要求新增的中医骨伤专业技能基础课,是讲授影像检查手段和方法诊断骨伤科疾病的必修课程,熟练掌握骨伤科影像知识对骨科临床治疗和科学研究具有重大意义。

近年来,各类新型影像检查方法广泛应用于临床,为了适应中医骨伤专业的需要,依据卫生部“十二五”专科规划教材编写的统一要求,本书编写遵守“三基”、“五性”的原则,在全面介绍骨关节影像的基础上,使学生掌握中医骨伤临床的常见疾病、多发疾病的影像诊断;熟悉和了解疑难病及全身性骨病的影像诊断。本书共分八个章节,第一章总论简要介绍影像检查的适应证和正常骨骼及骨骼基本病变的影像表现。第二章主要介绍先天性和遗传性骨骼畸形的影像表现。第三章介绍创伤骨科的影像表现和分型。第四章主要介绍骨感染的影像表现。第五章介绍骨肿瘤的影像诊断和鉴别诊断。第六章介绍常见骨坏死的影像改变。第七章介绍结缔组织病的骨科影像表现。第八章简要介绍代谢性骨疾病的影响改变。本教材X线诊断为主要内容,对于复杂疾病辅助以CT和MRI的诊断内容。每一节设有典型的影像图片及线条图,方便学生学习理解。教材介绍了骨科影像的基本理论、基础知识、基本技能,内容简明易懂、重点突出、注重临床,使学生在掌握基础知识的同时启发学生的创新性思维,确保教材的实用性、先进性和科学性。

在教材的编写当中,得到了人民卫生出版社及参编院校的大力支持,在此深表感谢! 由于编者水平有限,教材内容恐有疏漏,恳请各院校师生在使用时不吝批评指正,提出宝贵的意见,以便再版时修正提高。

《骨伤科影像诊断技术》编委会

2014 年 5 月

目　录

学习要点

  1. X 线、CT、MRI 及放射性核素骨扫描的影像技术基本要素及各自在骨科的应用。
  2. 骨、关节及软组织正常 X 线、CT、MRI 的影像解剖及正常解剖变异。人体骨骼各部位的正常 X 线表现。
  3. 骨、关节及软组织基本病变的 X 线、CT、MRI 影像学表现。

    全身骨骼由关节互相连接构成人体的支架,具有完成人体各项运动、保护内脏器官的功能。骨还是体内钙、磷的储存仓库,接受激素调节,起稳定机体电解质平衡的作用。骨关节的疾病多而复杂,除局部炎症、创伤、肿瘤外,营养代谢和内分泌疾病、某些先天性及遗传性疾病、地方病和职业病等都可有相应的骨、关节或软组织改变,医学影像学能在不同程度上反映上述疾病的病理变化,临床应用十分广泛。

第一节　影像检查在骨科的应用

    各种影像检查技术在骨关节疾病诊断中有各自的优势与不足,其相互补充,彼此印证。不同的病例所适用的检查方法和程序是不同的,医务工作者在临床工作中应指导病人通过最经济、恰当的影像检查手段来有效地解决疾病的诊断问题。

    骨关节影像检查方法常规首选 X 线,再选 CT、MRI。骨骼外伤、感染、肿瘤或瘤样病变、全身性骨病,首选 X 线摄片。恶性骨肿瘤如需进一步了解病变范围及周围软组织浸润情况可选择 CT 或 MRI。某些疾病也可首选 CT 或 MRI,如脊椎病变,特别是疑有脊髓受累时。椎间盘病变,宜首选 CT 或 MRI;半月板及韧带损伤应首选 MRI。

一、X 线检查

    X 线检查是利用 X 线的穿透性、荧光效应、感光作用,使人体内部组织器官在荧光屏或胶片上显影。人体的组织器官因其厚度、密度各有差异,X 线穿过时被吸收的程度不同,剩余的 X 线也有差别,从而形成黑白不同灰阶的图像。人体组织密度与 X 线摄片图像的关系(表 1-1):

表 1-1　人体组织密度与 X 线摄片图像的关系

	骨	软组织	脂肪	气体
密度	高	中	低	最低
X 线图像	白	灰白	灰黑	黑

骨组织含有大量的钙盐,密度高,与周围软组织之间具有良好的密度对比且骨本身的不同结构如骨皮质、骨松质和骨髓腔之间也有足够的对比度,X线图像非常清晰(图1-1)。X线检查适于观察骨与关节系统的整体解剖、密度、结构及骨的微细结构变化,常能发现病变并明确病变的范围和程度,而且对很多病变能作出定性诊断。加之检查过程简便易行、费用较低,目前X线摄片仍是骨关节疾病常用的首选检查方法。

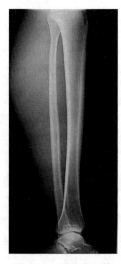

图1-1 正常成人管状骨X线表现

一般来说,四肢骨的外伤、骨感染、良性肿瘤和肿瘤样病变、全身性骨疾病等X线片表现典型明确,与临床表现和实验室检查结果相符的即可确诊。但不少骨关节病变的X线表现比病理改变和临床表现出现晚,初次检查无异常发现并不能排除病变的存在,因此应定期复查或做其他影像学检查。如炎症的早期和肿瘤在骨髓内浸润时,病变未造成骨质的改变,摄片就可能无明确改变,此时应据临床拟诊,定期复查或进一步做CT或MRI检查才可能发现病变。X线片是二维图像,各种相互重叠的结构(如上胸椎)在图像上难于观察。在常规X线下,各种软组织之间及与病变之间缺乏良好的天然密度对比而显示欠佳,诊断中受到较大的限制。

骨关节任何部位都可以摄片,但需注意以下几点:①四肢长骨、关节和脊柱要用正、侧两个位置。某些部位还要采用斜位、切线位和轴位等,如肩胛骨、颈椎椎间孔、掌骨和跖骨等需要拍摄斜位片;髌骨和跟骨等需要拍摄轴位片;肋骨和颅骨需要拍摄切线位片。②摄片应包括所摄骨及周围的软组织,四肢长骨摄片应至少包括邻近的一个关节。脊柱摄片时应包括相邻节段的脊椎,如腰椎片应包括下胸椎或骶骨上部。③两侧对称的部位,如患侧在摄片上有改变但不明显时,应拍摄对侧同一部位片,以资对比。

目前临床上使用的CR(computed radiography;计算机X线摄影)和DR(digital radiography;数字X线摄影)均为数字X线成像,是传统X线投照技术的升级,具有图像存档和借阅方便、可进行图像后处理、网络图像传输和远程会诊的优势。CR、DR图像处理系统通过计算机软件可进行灰阶和窗位的调节;根据诊断需求选择性观察软组织或骨骼组织;可以对图像放大或反相处理;还可以采用组织均衡技术在同一图像上清楚显示骨骼和不同的软组织层次,对骨结构、关节软骨和软组织的显示优于传统X线成像。

二、CT检查

CT(x-ray computed tomography;X线电子计算机体层摄影)与X线摄影不同,它不是将立体器官的影像投射在一水平面上,而是利用X线围绕检查部位进行扫描,透过人体的X线强度由探测器测量并转变为可见光,经光电转换、模数转换等信号转换装置得到相应的数字化信号,再输入电子计算机系统进行处理,重建出被检查部位的横断面图像。

CT值相对应人体不同密度组织的X线吸收系数,单位为Hu。水的吸收系数为1.0,CT值定为0Hu。人体组织密度越大,X线吸收系数越高,CT值越大,图像越白;反之组织密度越小,X线吸收系数越低,CT值也小,图像越黑(表1-2)。

CT图像由灰度不等的像素按矩阵形式排列。CT功能分辨2000的CT值,而人的肉眼只能分辨黑白的16个灰阶,所以人为的引入窗宽和窗位的概念。窗宽(WW)是指图像(由黑到白)所包含 CT 值的范围。窗位(WL)是指图像上所包含 CT 值范围的中心值。CT 图像要有适当的窗宽窗位才能有利于病变的观察。骨关节 CT 扫描后常分别以骨窗(WW1000~2000Hu、WL200~250Hu)软组织窗(WW400~600Hu、WL30~60Hu)摄片。

表 1-2 部分人体内组织 CT 值

组织	骨	软组织	水	脂肪	气体
CT 值(Hu)	+1000	+20~+50	0	−70~−90	−1000

CT 横断层面成像可避免结构的相互重叠,且具有很高的密度分辨率(图 1-2),观察解剖关系较复杂部位的结构、显示骨的病变和软组织改变优于 X 线平片。当临床和 X 线诊断有疑难时可选用 CT 做进一步检查。对软组织病变和骨骼解剖较复杂的区域如骨盆和脊柱,也可首选 CT。

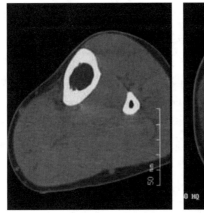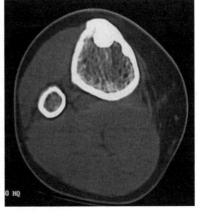

图 1-2 正常胫腓骨 CT 横断位表现

CT 与普通 X 线检查相比:①在结构复杂、重叠较多的颅底、骨盆、胸壁、脊柱等部位,可确定放射学检查阴性或可疑的微小骨质破坏及周围硬化;②可清楚地显示骨病变范围、边界和内部有无死骨、钙化及脂肪,通过 CT 值的测量对绝大多数病变的早期发现和定性更具价值;③可明确病变在髓腔和软组织内的浸润范围,病变沿髓腔蔓延,取代密度更低的脂肪组织,易为 CT 所显示;④可清楚显示病变骨周围软组织密度、边界和血供情况,造影增强 CT 能更好确定病变的性质,区分脓肿、水肿、纤维肉芽组织和肿瘤;⑤可作为准确穿刺的导向工具,用以获取组织标本进行诊断和指导治疗;⑥对多数部位常规进行横断扫描,难以对病变进行整体性全面观察,对骺板软骨的显示不及 X 线平片;⑦计算机图像处理本身的限制,对骨膜反映的形态、手足指(趾)骨病变的显示不及 X 线平片。

目前临床上常用多层螺旋 CT,与传统 CT 相比扫描速度更快,时间、空间分辨率明显提高,利于细微结构显示,有利于图像后处理如三维重建等。

三、MRI 检查

MRI(magnetic resonance image;磁共振成像)是利用人体内固有的原子核(氢质子)在外加磁场作用下产生共振现象,产生振荡磁场,并形成感应电流(电信号),将其采集并作为成像源,经计算机处理后,形成人体 MR 断面图像。

MRI 的影像虽然也以不同灰度显示,但反映的是 MR 信号强度的不同或弛豫时间 T_1WI 与 T_2WI 的长短,而不像 CT 图像灰度反映的是组织密度。MRI 图像上高信号图像显示白色,低信号显示黑色(表 1-3)。

表 1-3 部分正常人体组织显示的图像灰度

组织	脂肪	骨髓	水	肌肉	韧带	骨皮质	软骨	气体
T_1WI	很白	白	很黑	灰黑	很黑	很黑	灰白	很黑
T_2WI	白灰	灰白	很白	黑	很黑	很黑	灰白	很黑

MRI 具有良好的组织信号分辨率,多方位成像、多序列成像、无电离辐射损害,是检查骨和软组织疾病的重要手段。MRI 对各种正常软组织如脂肪、肌肉、韧带、肌腱、软骨、骨髓等和病变如肿块、坏死、出血、水肿等都能很好显示,较 X 线和 CT 都更具优势。

MRI 与普通 X 线和 CT 检查相比:①可显示半月板、关节软骨、韧带、肌腱的退变和创伤性损害,MRI 作为首选影像检查方法;②更清楚地显示髓内病变、皮质旁肿瘤和肿瘤对关节的侵犯,累及骨髓改变的骨病(早期骨缺血性坏死,早期骨髓炎、骨髓肿瘤或侵犯骨髓的肿瘤)MRI 可作为首选检查手段;③更好地确定病变的范围和对血管、神经、髌板及肌肉的浸润;④不通过 X 线成像,因而对人体无电离辐射损害;⑤虽可进行多层面成像,但也不能像 X 线平片那样对骨病变进行整体性全面观察;⑥正常骨皮质、死骨和钙化在 MR 系列成像上均呈低信号,对骨质破坏、骨质硬化和钙化的显示不及 CT,甚至不及 X 线平片,组织学定性有缺陷。

目前 MRI 在骨骼肌肉系统疾病的诊断中得到了广泛的应用,临床上常使用磁场强度 0.2~3.0T(特斯拉)的 MRI 设备。

四、放射性核素

放射性核素骨扫描常用锝标记的磷酸盐化合物引入体内并特异性地沉积于骨骼,利用探测器对骨骼内核素所发射的放射线进行探测形成图像。临床应用范围广,可探查诊断多种骨关节病变及其分布。在骨扫描图像上表现为放射性浓聚灶,对疾病显示很敏感,但特异性差,需要与其他检查方法结合,才能鉴别正常与异常以及病变的性质。目前临床上骨扫描最常用于早期骨转移瘤的检查以及对其治疗效果的监测评估。

第二节 骨与关节的正常影像解剖和正常解剖变异

一、概述

骨关节正常的影像解剖有其共性,现将主要组成分述如下。

（一）管状骨

1. X 线解剖 成人管状骨可分为骨干和骨端两部分。

（1）骨干:①骨膜:正常骨膜和骨周围的软组织密度相同,在 X 线片上不显影。②骨皮质:为密质骨,密度均匀致密,骨干中段最厚,向两端逐渐变薄。骨皮质内缘与骨松质连续,外缘光滑整齐,在肌腱韧带附着处可出现隆起或凹凸不平,如肱骨大结节、股骨大转子。骨的滋养动脉穿过骨皮质处X线有时显示一细条状低密度透亮影,在上肢朝向肘关节,下肢均背离膝关节,勿将其认为骨折线。③骨松质:其影像由骨小梁和其间的骨髓构成,X线片上为网络样骨纹理结构,密度低于骨皮质,其粗细、排列、数量和方向在不同部位有所差异,与负重、肌肉张力及特殊功能有关。如股骨的近端或跟骨X线片上,一部分骨小梁排列与压力方向一致,称压力曲线;而另一部分与张力方向一致,称张力曲线。④骨髓腔:常因骨皮质和小梁的遮盖而显示不清,骨髓腔的骨干中段可显示为边界不清、较为透亮的带状区。

(2) 骨端:骨皮质一般较薄且多光滑锐利,其内能见到较清楚的网络样骨纹理。

2. 正常CT表现 躯干四肢一般做横断面扫描。在以骨窗显示的CT图像上,可以很好地观察骨皮质和骨小梁。骨皮质表现为环形致密的线状(骨端)或条带状(骨干)影(图1-2),表面为不显影的骨内外膜,骨小梁表现为细密的网状影。骨干的骨髓腔因骨髓内的脂肪成分而表现为低密度。骺痕多呈不均匀高密度硬化区。

3. 正常MRI表现 骨组织中因缺乏能发生磁共振的氢原子核,在任何扫描序列的MRI图像中骨皮质均表现为条带状极低信号影(图1-3),但在骨髓组织和骨外软组织的衬托下仍可清楚显示其形态和结构,表面通常为不显影的骨内外膜。在SE T_1WI上新生儿红骨髓的信号强度等于或低于肌肉,儿童和成人的红骨髓信号高于肌肉但低于脂肪;在 T_2WI 上红骨髓的信号强度增高,类似皮下脂肪。黄骨髓的信号与皮下脂肪类似。骺痕各序列可显示低信号区。

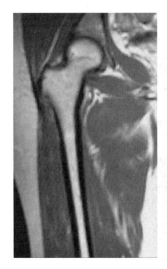
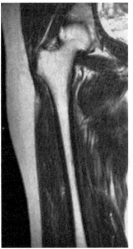

图1-3 正常股骨MRI冠状位表现

(二) 关节

1. X线解剖 X线主要的观察内容为关节间隙和骨性关节面(图1-4)。

(1) 关节间隙:为两个骨端骨性关节面之间的透亮间隙,是关节软骨、关节盘和关节腔这些软组织密度结构形成的投影。

(2) 骨性关节面:X线片上表现为边缘锐利光滑的线样致密影,是关节软骨深层的菲薄钙化带和其下的薄层致密骨质。通常凹侧骨性关节面较凸侧厚。

(3) 关节囊:由于其密度与周围软组织相同,一般平片上不能显示,有时在关节囊外脂肪层的衬托下或当关节肿胀时可见其边缘。

（4）韧带：某些大关节，如膝、髋和踝关节周围的韧带，可在脂肪组织的对比下被显示，如髌韧带。其他关节的韧带除非发生钙化，一般不易显示。

（5）关节内外脂肪层：关节内脂肪在关节囊内外层之间，见于大关节，如膝关节的髌下脂肪垫。

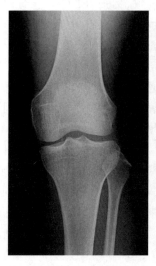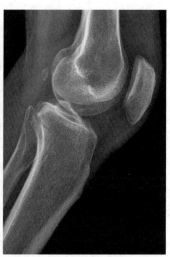

图 1-4　正常关节 X 线表现

2. 正常 CT 表现　CT 能很好地显示关节骨端和骨性关节面，后者表现为线样高密度影。关节间隙为关节骨端间的低密度影（图 1-5）。关节软骨常不能显示，但膝关节半月板在横断面上可以显示，表现为轮廓光滑、密度均匀的"C"形或"O"形结构，其 CT 值为 60～90Hu。在适当的窗宽和窗位时，可见关节囊、周围肌肉和囊内外韧带的断面，这些结构均呈中等密度影。正常关节腔内的少量液体在 CT 上难以辨认。

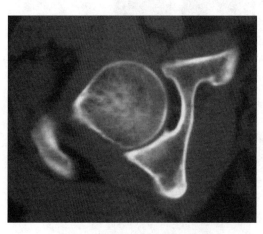

图 1-5　正常髋关节 CT 横断位表现

3. 正常 MRI 表现　MRI 能较好地显示关节的各种结构（图 1-6）。关节软骨位于关节骨端的最外层，为一厚约 1～6mm 的弧形中等或较高信号影，信号较均匀，表面光滑。关节软骨下的骨性关节面为一薄层清晰锐利的低信号影。骨性关节面下的骨髓腔在 T_1WI 和 T_2WI 均为高信号。关节囊的纤维层表现为光滑连续的低信号。关节囊内外韧带和关节盘在各种加权图像上均为低信号。关节腔内的少量滑液在 T_1WI 呈薄层低信号影，在 T_2WI 表现为高信号。

（三）儿童骨关节的影像解剖特点

儿童期的骨处在发育阶段，在解剖上与成人骨有所不同，管状骨分为骨干、干骺端、骨骺板、骨骺（图 1-7）。

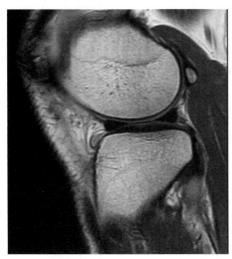 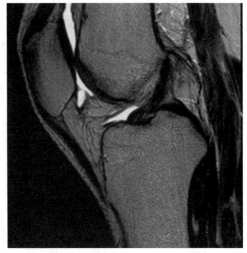

图 1-6 正常膝关节 MRI 矢状位表现

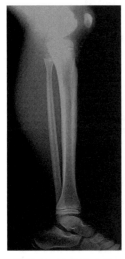

图 1-7 正常儿童管
状骨 X 线表现

1. X 线解剖

（1）骨干：表现与成人相似，骨皮质较成人薄，随年龄增长而增厚。

（2）干骺端：骨干两端增宽部，是骨骼生长最活跃的部位，周边为薄纸样骨皮质，其内主要是骨松质呈网络样骨纹理。干骺端骺侧为一不规则的致密线，即先期钙化带，由钙化的软骨基质和初级骨小梁所组成。

（3）骨骺板和骨骺线：是干骺端和骨骺中心之间的软骨的投影。儿童期显示为一较宽的透亮带，称骨骺板；随年龄增长骨骺板逐渐变窄表现为一透亮线，称为骨骺线。

（4）骨骺：位于长骨两端，开始为骺软骨，X 线不显影。二次骨化中心出现初期表现为小点状致密影，随年龄增长形成骨松质，边缘由不规则逐渐变光整，最后与骨干愈合。除股骨远端骨骺在出生时已有二次骨化中心形成外，其他骨骺随着年龄增长逐渐的骨化。

（5）关节：儿童骺软骨未完全骨化，关节间隙较成人宽。

2. 正常 CT 表现　骨干表现与成人相似。骺板宽者呈高于肌肉的软组织密度，窄者因层面含骺线呈现为松质骨或高于松质骨的不均匀密度。骨骺中央为松质骨，周围为薄层皮质骨。

3. 正常 MRI 表现　骨干表现与成人相似。骺板为透明软骨信号，T_1WI 和 T_2WI 均为中等信号。骨骺内 T_1WI 和 T_2WI 多均为脂肪样高信号。

（四）脊柱

1. X 线解剖　椎体呈长方形，颈椎到腰椎从上向下依次增大，主要由松质骨构成，周围为一薄层骨皮质，密度均匀，轮廓光滑。椎体上下缘的致密线状影为终板，彼此平行，其间的透亮间隙为椎间隙，是椎间盘的投影。胸椎间隙较窄，自下胸椎起，椎间隙有向下逐渐增宽的趋势，以腰 4/5 间隙最宽，而腰 5/骶 1 间隙又变窄。在侧位片上椎间隙前后部并不等宽，

7

随脊柱生理弯曲有一定的变化。老年人的椎间隙较年轻人略窄。

2. 正常 CT 表现 在脊椎 CT 横断面图像上(图 1-8),在经过椎体中部的层面可见由椎体、椎弓根和椎弓板构成椎管骨环,环的两侧有横突,后方可见棘突;椎体的断面呈后缘向前凹的圆形。在经过椎体上部和下部的层面椎体断面呈后缘前凹的肾形,其后方可见椎间孔和上下关节突。黄韧带为软组织密度,附着在椎弓板和关节突的内侧,厚约 2～4mm。侧隐窝呈漏斗状,其前方是椎管前缘外侧,后方是上关节突,侧方为椎弓根内侧壁,侧隐窝的前后径不小于 5mm。硬膜囊居椎管中央,呈软组织密度,其与椎管壁间有数量不等的脂肪组织。脊神经根位于硬膜囊外侧呈软组织密度,在椎管内和椎间孔内脂肪组织的衬托下显示清楚,进入椎间孔前走行于侧隐窝内。在椎间盘层面,可见椎间盘影,其密度低于椎体高于硬膜囊,CT 值为 50～110Hu。

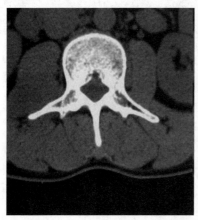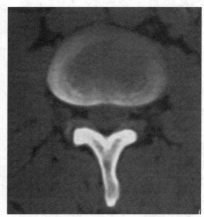

图 1-8　正常腰椎 CT 横断位表现

3. 正常 MRI 表现 MRI 矢状面和冠状面,可显示脊柱的连续解剖结构(图 1-9)。矢状面上椎体后缘中部有短的条状凹陷,为椎基静脉所致。椎间盘在 T_1WI 呈较低的信号,分不清髓核和纤维环;在 SE T_2WI 上髓核呈高信号而纤维环呈低信号。位于椎体前、后缘的前、后纵韧带在各种序列上均呈低信号,与低信号的椎体骨皮质和椎间盘的最外层的纤维层不能区分。MRI 还能显示椎管内软组织,包括硬膜外脂肪、硬膜囊、脑脊液和脊髓等结构。

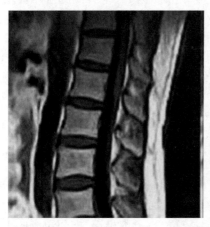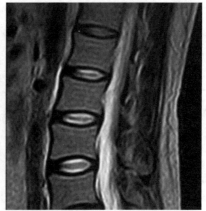

图 1-9　正常腰椎 MRI 矢状位表现

MRI 对脊柱解剖结构和病变的显示和了解病变与椎管内结构的关系优于 CT。

（五）软组织

1. X 线表现 由于骨骼肌肉系统的各种软组织的密度差别不大，缺乏明确的天然对比，在 X 线片上无法显示各种软组织的形态和结构，观察受到较大的限制。在一帧对比度良好的 X 线平片上，仅可通过较低密度的皮下、肌间和关节囊内外脂肪组织的衬托，观察某些肌肉、肌腱和韧带的轮廓，如跟腱、髌韧带、腰大肌外缘等；此外均表现为一片中等密度的影像。

2. CT 表现 CT 不仅能显示软组织结构横断面解剖，而且可分辨密度差别较小的脂肪、肌肉和血管等组织和器官。在 CT 图像上，躯干和四肢的最外层是线样中等密度的皮肤，其内侧和骨的四周是中等密度的肌肉。肌肉间有低密度的肌间隔存在，因此根据各肌肉的解剖位置和相互关系，不难将它们辨认。关节囊、肌腱、韧带也因周围脂肪的衬托得以显示呈中等密度影。

3. MRI 表现 骨关节周围的肌肉、脂肪和纤维组织间隔在 MRI 上均可清晰显示。骨骼肌在 T_1WI 呈中等偏低信号，在 T_2WI 呈低信号；脂肪在 T_1WI 和 T_2WI 上均为高信号；纤维组织间隔和肌腱、韧带等在各种序列上均为低信号。血管因其内血液的流空现象，在 SE T_1WI 和 T_2WI 上均呈低或无信号的圆形或条状结构，常位于肌间隙内。粗大的神经呈中等信号。

（六）常见解剖变异

1. 致密骨岛 松质骨内局限性骨质生长变异，表现为一边缘清楚的圆形或卵圆形致密影，直径约 1～4cm，有清楚的骨纹理，位于正常的松质骨内（图 1-10）。多见于腕、足和骨盆。

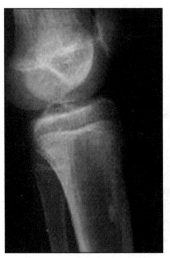
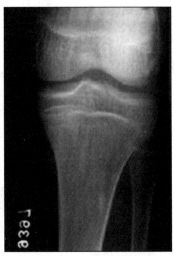

图 1-10 致密骨岛

2. 软骨岛 松质骨内未能转化为骨质的遗留软骨团块，X 线表现为小圆形透光区，边界清楚且常绕以硬化环，常见于股骨头和颈部。当软骨岛钙化时，则呈圆形高密度影，与骨岛相似但无骨纹理结构。

3. 生长障碍线 在相当于干骺区的部位，有时可见一或数条横行致密线，为长骨在纵径生长过程中受到一时障碍，骨小梁不能被正常地改建而留下的痕迹。

4. 骨骺瘢痕 在相当于儿童期骺板软骨的部位，可见一条细的致密线横贯骨干，为干骺愈合的痕迹，能在干骺愈合后数年内见到，也可终生存在。

5. 永存骨骺 系骺线永久性未闭合所致。

6. 副骨与籽骨 副骨是由于某一块骨的多个骨化中心在发育过程中没有愈合,以致多出一块或几块小骨,也可由一个额外独立的骨化中心发育而来(图1-11)。副骨最常见于腕骨和跗骨。籽骨是附着于骨附近的肌腱中产生,又可因多个骨化中心不愈合而分成几块。籽骨于掌、指、跖、趾部多见,常是两侧肢体对称出现。髌骨是人体内最大的籽骨。

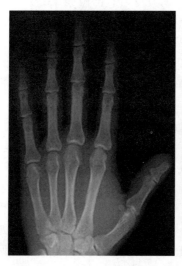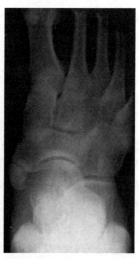

图1-11　籽骨与副骨

二、各部位骨关节的正常 X 线表现

(一) 上肢骨与关节 X 线解剖

1. 锁骨 呈倒"S"形弯曲,常规前后位投照,锁骨呈水平横位位于胸廓前上方(图1-12),内2/3凸向前,外1/3凸向后。内1/3下缘的粗面或凹陷,称为菱形窝(肋粗隆),是肋锁韧带附着处;外1/3下缘的锥形突起,称为喙突粗隆(椎状结节),是喙锁韧带的附着处。内侧端与胸骨端相接形成胸锁关节,关节间隙3～5mm,后前位X线片上与胸椎和纵隔影相

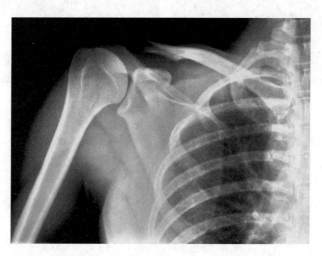

图1-12　正常肩关节正位 X 线表现

重,显示不佳,根据临床需要可斜位投照或 CT 扫描。肩峰端与肩峰相接形成肩锁关节,关节间隙 2~5mm。临床诊断肩锁关节脱位,有时可以拍摄双侧对比片。

2. 肩胛骨 在肩部后前位片上肩胛骨呈倒置的三角形,位于第 2~7 肋骨后面,腋缘下角呈宽厚致密影,向外上方延伸,止于肩关节盂下方;脊柱缘呈致密线状影垂直下行,与内侧角和下角相连。肩胛盂的内上方呈钩状突起或卵圆形环状致密影为喙突。肩胛冈向外上重叠于喙突上,投影于肱骨头上方的突起是肩峰,其内上缘是肩锁关节。

3. 肱骨 在上臂的正位片上,上端的肱骨头呈半球形,其周围稍狭窄的区域是解剖颈。颈前和外侧各有一个隆起,分别称为肱骨小结节和肱骨大结节。两者之间是纵行的结节间沟。大小结节下方与肱骨干交界处稍缩窄的区域称为外科颈,是临床骨折好发部位。肱骨干中上部外侧缘皮质稍增厚隆起,称为三角肌粗隆。肱骨下端两侧膨大,内外侧的骨性突起分别称为肱骨内上髁和外上髁。远端的外侧是半球形的肱骨小头;内侧是表面光滑、中部微凹的滑车关节面。肱骨下端卵圆形密度减低的透亮区后方是鹰嘴窝,前方是冠状窝。在上臂的侧位片上,内外上髁重叠,显示不佳。肱骨下端和滑车相接处呈稍细的致密影,是冠状窝和鹰嘴窝之间的薄层骨板(图 1-13)。

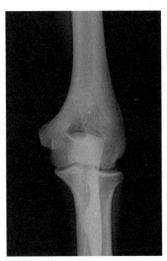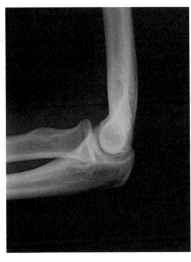

图 1-13 正常肘关节正、侧位 X 线表现

4. 肩关节 前后位片上,肩胛骨的关节盂与肱骨头构成肩关节并部分重叠呈纺锤形致密影,关节盂前缘偏内,后缘偏外。在肩关节 45°斜位片上,可以清晰显示关节间隙,宽约 4~6mm。

5. 尺桡骨 在前臂的正位片上,外侧为桡骨,内侧为尺骨,略呈平行。桡骨上端细小,下端粗大;尺骨上端粗大,下端细小。桡骨近端的桡骨头呈圆盘状,其水平方向与肱骨小头构成肱桡关节;其垂直方向与尺骨冠突下方的桡切迹构成上尺桡关节。桡骨头下方为略细的桡骨颈,颈内前上方的三角形隆起是桡骨粗隆。桡骨远端膨大(图 1-14),外侧是向下突起的桡骨茎突(长约 8~18mm)。内侧尺切迹与尺骨远端构成桡尺远侧关节。尺骨远端向后下方的突起称为尺骨茎突(长约 2~8mm)。在前臂的侧位片上,桡尺骨上下两端部分重叠。尺骨上端有两个突起,背侧为鹰嘴,掌侧为冠突,两者之间为尺骨半月切迹,与肱骨滑车构成肱尺关节。肘关节由肱桡、肱尺和上尺桡关节构成。临床常规拍摄肘关节正位片和屈肘 90°

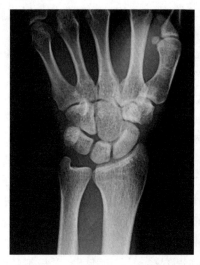
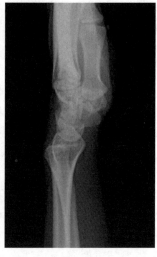

图 1-14　正常腕关节正、侧位 X 线表现

的侧位片。

6. 腕骨　在正位片上,从桡向尺,从远向近,分别为手舟骨、月骨、三角骨、豌豆骨;大多角骨、小多角骨、头状骨、钩状骨,共 8 块。除豌豆骨只有一个关节面和三角骨构成关节。其他腕骨都有 6 个面,至少包括 2~4 个关节。在腕部正位片上,手舟骨呈凹侧面是头状骨,凸侧面朝向桡侧,近侧内方与月骨构成关节,远端与大多角骨构成关节。在腕关节的侧位片上,手舟骨远端斜向掌侧,膨大为舟骨结节,远端为大多角骨。中部略窄是舟骨腰部。血运较少,骨折不易愈合。临床上如果舟骨腰部骨化中心没有合并就会形成双舟骨。月骨在腕部正位片上呈不等边四边形,掌侧宽背侧窄,血运差,易坏死。桡骨的轴线的延长线通过月骨和头状骨。在腕部侧位片上,月骨呈半月形。

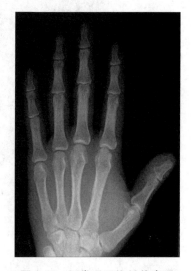

图 1-15　正常手正位 X 线表现

7. 掌骨和指骨　在正位片上,掌骨为 5 块短管状骨(图 1-15),各有一骨骺,除第一掌骨的骨骺位于基底部外其余的位于远端,第一掌骨最短而第二掌骨最长。掌骨底宽大呈方形,和远排腕骨构成腕掌关节;远端呈球形为掌骨头,与近节指骨底构成掌指关节呈球窝形。指骨也为短管状骨,指骨底较宽,远端呈滑车状。近节指骨较长较粗,远节指骨短小,末端膨大,边缘不光滑称为甲粗隆。指骨各有一个骨骺,位于基底部。所有指骨之间的关节统称指间关节,都是滑车型。

8. 上肢骨化中心的出现(表 1-4)

9. 上肢的测量

(1) 肱骨颈干角:在上臂的正位片上,肱骨干的纵轴线和肱骨头的轴线的内侧交角,正常值 130°~140°。如角度变小或增大则为肱内翻或外翻。

(2) 肱骨小头前倾角:在上臂侧位片上,肱骨小头中轴线和肱骨干的轴线在前下方形成的角,正常值 30°~50°。如肱骨小头向前移位时此角度增大。

表 1-4 上肢骨化中心的出现参考表

骨化中心部位	出现时间	闭合时间
肱骨头	2～3 个月	
肱骨大结节	5～9 个月	
肱骨小结节	1～4 个月	
大小结节		3～5 岁
结节与头		4～8 岁
肱骨近端		16～23 岁
肱骨小头	2～5 个月	
肱骨滑车外侧部	2～5 个月	
肱骨滑车内侧部	9～11 岁	
肱骨内上髁	4～8 岁	
肱骨外上髁	9～13 岁	
肱骨小头、滑车及外上髁		14～17 岁
肱骨远端		14～18 岁
桡骨小头	4～7 岁	13～18 岁
尺骨鹰嘴	8～11 岁	13～19 岁
桡骨远端	6～9 个月	21～25 岁
尺骨远端	5～8 岁	16～24 岁
舟骨	4～7 岁	
月骨	3～5 岁	
三角骨	1～3 岁	
豆骨	6～10 岁	
大、小多角骨	4～7 岁	
头状骨	1～3 个月	
钩骨	1～4 个月	
掌骨远端、指骨近端	7 个月～3 岁	14～20 岁

注:肘部骨化中心出现的年龄概括为(北医):肱骨小头一岁多,桡头、内上五岁过,鹰嘴滑车 11 岁,12 岁出肱骨外上髁。

（3）提携角:在肘关节正位片上,尺骨纵轴和肱骨纵轴在内下方的夹角,正常值 5°～20°。大于此值时为肘外翻,反之为肘内翻。

（4）桡骨尺偏角:桡骨下端外侧的茎突,较内侧长 1.5cm,故其关节面向尺侧倾斜 20°～25°。

（5）桡骨掌倾角:桡骨远端与腕骨形成关节面,其背侧边缘长于掌侧,关节面向掌侧倾斜为 10°～15°。

（6）腕骨角:在腕关节正位片上,分别做舟、月骨和三角骨、月骨近侧面的切线,两线间的夹角为腕骨角,正常均值为 130°。

（二）下肢骨与关节 X 线解剖

1. 髋骨　由髂骨、坐骨、耻骨三块骨骼在 12 岁以前借"Y"软骨,于髋臼处连接而成。青春期软骨骨化合成一块髋骨。髂骨体占髋臼后上 2/5,耻骨体占髋臼前下 1/5,坐骨体占髋臼后下 2/5(图 1-16)。髂骨翼的上缘称为髂嵴,其前端的两个突起,分别称为髂前上棘和髂前下棘;后端两个突起分别称为髂后上棘和髂后下棘。髂骨后缘形成耳状的近横位关节面与骶骨构成骶髂关节。坐骨体参与构成髋臼的后下部。向下延续为坐骨上支,转折向前内方的坐骨下支,前端与耻骨支相连。转折处形成骨质粗糙肥厚的坐骨结节。其后上方是坐骨棘,坐骨棘的上下各有一切迹,分别称为坐骨大切迹和坐骨小切迹。耻骨分为耻骨体、耻骨上支和耻骨下支三部分。耻骨上支上有一锐利的骨嵴,称为耻骨梳。左右两侧耻骨联合面通过纤维软骨链接,称为耻骨联合(宽约 4~6mm)。耻骨和坐骨支围成的孔称为闭孔。髋臼前下部骨缘凹陷,称为髋臼切迹。在骨盆正位片上,从骶骨岬、弓状线、耻骨梳、耻骨结节到耻骨联合上缘的弧形致密影,称为界线。是大、小骨盆的分界。左右耻骨下支的夹角,称为耻骨角。男性为锐角,女性为钝角。髋关节由股骨头和髋臼组成。骶尾骨呈倒三角形。在骨盆侧位片上,骶骨和尾骨能够清晰显示。

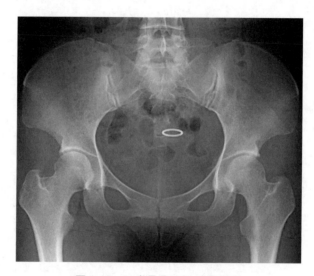

图 1-16　正常骨盆正位 X 线表现

2. 股骨　在正位片上,股骨上端膨大呈半球形为股骨头,内上方有一浅凹为股骨头凹。股骨头下为较细的股骨颈,股骨颈上缘连接股骨大粗隆,下缘续于小粗隆。在小粗隆深部的股骨颈与股骨体连接部的内后方的致密纵行骨板,是股骨体后内侧皮质内的延伸,称为股骨距。为连续性螺旋形板层状结构。股骨干上端髓腔宽大,呈三棱柱形;中下 1/3 髓腔变窄;下端髓腔又变宽,呈四棱锥型。下端的两个膨大分别称为股骨内侧髁和外侧髁(图 1-17)。两髁之间低密度区称为髁间窝。髌骨与股骨下端重叠,呈模糊的倒三角形。在侧位片上,股骨干前缘光滑,后缘由于股骨粗线而显得粗糙不平。股骨下端膨大,内、外侧髁重叠,低而大者为内侧髁。股骨外髁后方常见一籽骨,为腓肠小骨,位于腓肠肌外侧头肌腱内。髌骨呈前后略扁、后缘光滑的四边形,关节间隙宽 3mm。上方的低密度区是髌上囊,下方的低密度区是髌下脂肪垫。

3. 胫腓骨　上端膨大形成内侧髁和外侧髁,与股骨内外侧髁和髌骨构成膝关节。两髁前下方有胫骨粗隆,是髌韧带的附着处。中间的骨性隆起称作髁间隆起。外侧髁的外后下方与腓骨小头构成上胫腓关节。胫骨干中部皮质增厚。胫骨下端膨大(图 1-18),内侧向下

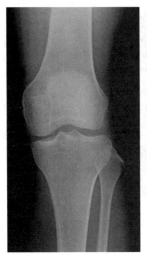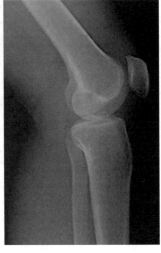

图 1-17 正常膝关节正、侧位 X 线表现

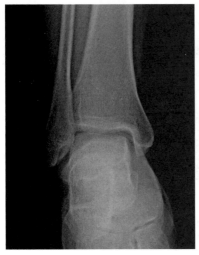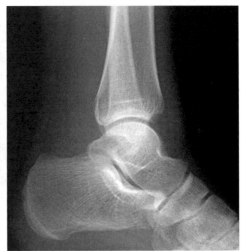

图 1-18 正常踝关节正、侧位 X 线表现

的突起,称为内踝。外侧由腓骨切迹与腓骨下端内侧面三角形的关节面构成下胫腓关节。胫骨下面的关节面与距骨构成胫距关节。腓骨下端向外下突出的部分为外踝,呈尖端朝下的三角形。内踝、外踝参与踝关节的构成。

4. 足跗骨 在踝关节的侧位片上,距骨在胫骨下方,跟骨上方。前部稍翘起是距骨头,其下稍细是距骨颈,颈后较大部分是距骨体。距骨下面与跟骨构成前、后距跟关节,其间有一不规则间隙称为跗骨窦。距骨后面常见副骨称为三角副骨。跟骨位于距骨下方,前端的称为跟骨头,后端膨大称为跟结节,在儿童时有一个二次骨化中心。在跟骨轴位片上,显示跟骨体、载距突、跟骨结节内侧突、跟骨结节外侧突等结构。舟骨呈长方形,位于距骨颈前方。第一、二、三楔骨及第二至四跖骨底重叠不易观察。骰骨呈三角形(图 1-19),居跟骨与第四、五跖骨底之间,舟骨和楔骨的下方。

5. 跖骨和趾骨 第一跖骨最粗短,第二跖骨最长。除第一跖骨骨骺位于基底部外,其余 4 个跖骨的骨骺位于远端。在足部的斜位片上,跖骨分为头、体、底三部。在足的侧位片

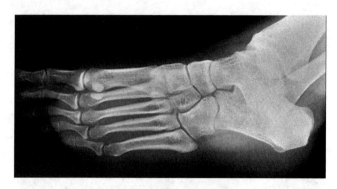

图 1-19 正常足斜位 X 线表现

上,跗骨参与构成足弓。趾骨有 14 块,各骨只有一个骨骺,位于基底部。近节趾骨底部都膨大呈杯状,与跖骨小头构成跖趾关节。各趾骨小头都呈滑车状,参与构成趾间关节。末节趾骨远端膨大为甲粗隆。

6. 下肢骨化中心的出现(表 1-5)

表 1-5 下肢骨化中心的出现参考表

骨化中心部位	出现时间	闭合时间
股骨头	2~5 个月	14~19 岁
股骨大粗隆	2~5 个月	14~19 岁
股骨小粗隆	8~11 个月	14~19 岁
股骨髁	出生~5 个月	16~19 岁
髌骨	2~5 岁	
胫骨近端	出生~2 个月	16~19 岁
腓骨近端	2~5 岁	16~19 岁
胫骨远端	出生~1 岁	15~20 岁
腓骨远端	1~2 岁	15~19 岁
跟骨、距骨	出生	
跟骨结节	5~12 岁	
舟骨、楔骨	8~11 个月	
骰骨	出生~1 个月	
第 2、5 跖骨远侧	1~4 岁	13~22 岁
趾骨近侧	7 个月~4 岁	15~19 岁

7. 下肢的测量

(1)Kohler 泪滴:正位 X 线片上,髋臼的外缘和小骨盆的外侧壁形成 U 形的泪滴状的影像,称为 Kohler 泪滴。两侧泪滴的形状和位置对称。

(2)Shenton 线:髋关节正位片上,从耻骨上支下缘至股骨颈下缘的光滑的反抛物线,称为 Shenton 线(又称耻颈线)。髋关节脱位和股骨颈骨折时,此线可不连续。

(3)Calve 线:髂前下棘和股骨颈的外缘形成的反弧形线,称为 Calve 线(又称髂颈线)。

(4)Skinner 线:由股骨大粗隆顶端做股骨干轴线的垂线,正常时此线通过股骨头凹或在凹的下方。

（5）股骨颈干角：股骨颈轴线与股骨干轴线的内侧夹角，正常 120°～130°，大于 130°为髋外翻，小于 120°为髋内翻。

（6）胫骨角：膝关节正位，胫骨干轴线与胫骨高平部内及外侧最远端的切线，在外侧所形成的夹角，正常时为 90°。膝内翻时，胫骨角增大；膝外翻此角减小。

（7）跟骨结节角及轴位角：跟骨结节角是在足部侧位上，通过跟距关节划一直线，与沿跟骨的后上缘再做一直线的交角，正常为 35°～40°。跟骨轴位角是在跟骨轴位上，跟骨内外缘连线的交角，正常为 17°。跟骨骨折时，跟骨结节角减小，轴位角增大。

8. 儿童髋关节的测量

（1）Perkin 方格：做直线通过两侧髋臼的"Y"形软骨，再经髋臼的外上缘向该线作垂线，两线相交构成四个象限。正常股骨头骨骺二次骨化中心位于内下象限，若向外或向上移位均表示髋关节脱位。

（2）髋臼角：由髋臼髂骨部斜面所引的直线与两侧"Y"形软骨连线所成的锐角。在儿童能行走前此角小于 28°，若此角度增大说明髋臼发育不良，可能是髋关节先天性脱位的因素。

（三）躯干骨与关节正常 X 线解剖

脊柱通常摄正、侧位片，必要时加摄特殊体位片。颈、胸椎小关节侧位片显示清楚，腰椎正位片清楚。椎间孔居相邻的椎弓根、椎体、关节突和椎间盘之间，颈椎在斜位上显示清楚，胸腰椎在侧位片上显示清楚。侧位片上可以更好地观察椎间隙。

1. 颈椎　在正位片上，第 1～2 颈椎与下颌骨重叠，显示不清。第 3～7 颈椎呈纵行直线，中部微凹呈鞍状，自上向下逐渐增大（图 1-20）；每个椎体上缘两侧端可见斜向上的三角形突起，称为钩突，与上个椎体两侧圆钝的斜面构成 Luschka 关节（钩椎关节）。如果钩突尖端和下方密度不规则增高，伴有对应斜坡关节面的增生，这是钩突钩椎关节退变的征象。椎间隙呈弧形低密度影，为椎间盘和软骨终板的影像。椎弓根投影于椎体侧外方呈外缘模糊，内缘清楚的圆形致密影。其侧方为短而宽的横突投影。在椎弓根的上下方分别是上、下关节突的投影。在中线联合处棘突投影于椎体中央偏下方。

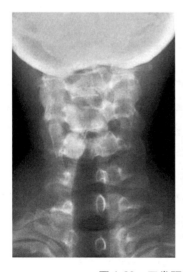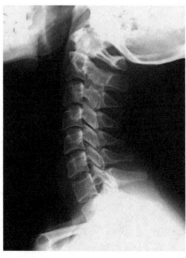

图 1-20　正常颈椎正、侧位 X 线表现

在侧位片上,颈椎生理曲度向前突,第 2~7 颈椎呈连续的前凸弧形排列,自前向后依次有四条连贯的平行弧线,即椎体前缘线、椎体后缘线、椎板线、棘突后线。按 Borden's 法测量,弧顶点在第 5 颈椎体后上缘,弧高度为 12mm±5mm。寰椎前弓和枢椎齿状突构成寰枢关节,其下是枢椎椎体。第 3~7 椎体后部与横突重叠,椎弓位于后下方。第 2~7 颈椎上关节突位于前方和位于后方的下关节突构成由前上斜向后下(40°~45°)的关节突关节。椎弓根和棘突之间称为椎板。颈椎的棘突特点是:第 2 棘突最为宽大,第 7 棘突最长,均为计数椎骨的标志。颈椎管的测量:颈椎管比值=椎管矢状径/椎体矢状径,参考值≥0.75,≤0.75 为椎管狭窄。椎间盘、软骨终板的鞍状透亮影为椎间隙。正常颈椎的椎间隙与椎体高度比约为 1/2。

在斜位片上,第 2~7 颈椎的斜位像,椎间孔呈边缘锐利的卵圆形透亮影(图 1-21)。其前缘为椎体和椎间隙、后缘为关节突关节、上缘为上一椎弓的下缘、下缘为下一椎弓的上缘。钩突与椎间孔的关系:钩突向后上方凸向椎间孔,正常不突入椎间孔内。椎弓根位于椎体正中、近片侧横突位于椎体前方、远侧横突位于椎间孔内。

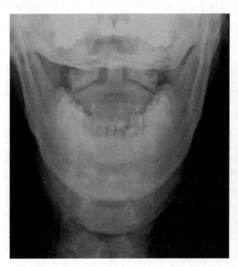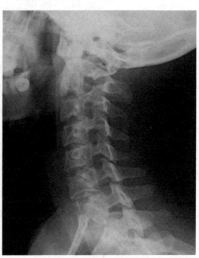

图 1-21　正常颈椎张口位、斜位 X 线表现

在开口位片上,观察寰枢椎及其关节之间的关系。其中寰椎左右侧块的最低点连线被枢椎齿状突的轴线垂直平分。寰椎侧块内侧缘和枢椎齿状突外侧缘的两侧间距相差不超过 2mm。

在过伸、过曲位片,观察颈椎动力位活动情况和活动度,对椎体的稳定性作出判断。

2. 胸椎　在正位片上,主要观察胸椎序列和周围软组织情况。胸椎椎体呈四方形,椎间隙上、下缘接近平行(图 1-22)。椎间孔呈长卵圆形。棘突居中呈水滴状。关节突关节呈冠状位。椎体两侧是横突。12 对肋骨通过肋骨小头与胸椎体的肋头关节凹构成肋椎关节,通过肋结节和横突肋凹构成肋横突关节(第 11、12 肋缺如此关节)。正常胸椎椎间隙与椎体高度之比为 1/4。

在胸椎侧位片上,主要观察胸椎的排列序列和曲度。胸椎生理后凸,椎体呈四方形,后缘高于前缘。上部与肩胛骨重叠,下部与腹腔脏器重叠,显示不佳。横突与椎体重叠。双侧椎弓根的上下切迹之间是近圆形椎间孔。可见纵行的关节突关节间隙。棘突较长,呈叠瓦

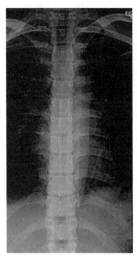
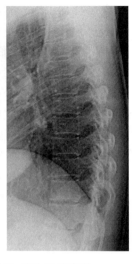

图 1-22 正常胸椎正、侧位 X 线表现

状排列。椎体后缘至棘突前缘的距离为椎管前后径,参考值≥14mm。小于 14mm 为椎管狭窄。

3. 腰椎 在腰椎正位片上,观察形态、结构和软组织情况。椎体呈长方形(图 1-23),自上向下依次增大。上下椎体之间为椎间隙,上下缘平行。椎体两侧是横突,其中腰 3 椎体横突最长,腰 1 椎体横突最短,腰 5 椎体横突最宽。横突内侧的椭圆形致密影是椎弓根的断面影像,两侧对称似"猫眼征",称为椎弓环。在椎弓根上方为上位椎体的位于内侧下关节突和位于外侧的此椎体的上关节突,呈矢状位透亮影。椎板由椎弓根向后内下延伸。棘突投影于椎体中央偏下方,呈尖向上的类三角形的致密影。

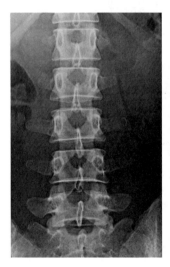
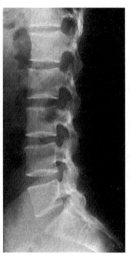
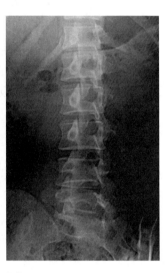

图 1-23 正常腰椎正、侧、斜位 X 线表现

在腰椎侧位片上,主要观察腰椎的序列和生理曲度。正常腰椎呈生理前突。腰椎体呈长方形,椎弓居后方。椎板与椎体后缘之间是椎管。上、下关节突位于椎弓的椎板连线的上、下方。上关节突在前,下关节突在后。椎间隙呈均匀的横行透明影,由上至下逐渐加宽,前部比后部稍宽,以适应腰曲的形成。椎间孔呈类圆形。Meyerding 测量法:用于脊椎滑脱测量,将下一椎体上缘由后向前分为四等份,根据前移椎体后下缘在下一椎体上缘的位置,将脊椎滑脱分四度。椎体向前滑动超过 1/4 为Ⅰ度滑脱;在 1/4~2/4 为Ⅱ度滑脱;2/4~3/4 为Ⅲ度滑脱;大于 3/4 为Ⅳ度滑脱。

在腰椎斜位片上,主要观察椎弓峡部。2~5 腰椎和骶髂关节呈斜位投影在片中。在此位置,椎弓及附件的 X 线投影像一条"猎狗"的形态。狗嘴为近胶片侧的横突,狗眼为近胶片侧椎弓根,狗耳为近胶片侧的上关节突,狗颈为近胶片侧椎弓峡部,狗体为椎板,狗腿为下关节突,狗尾为远胶片侧的横突。由于腰椎生理性前突和骶椎的生理性后凸,使腰、骶椎交界处成为剪力的交点,因此腰 5 椎体的峡部容易断裂,形成腰 5 椎弓峡部裂。

4. 脊椎的成长发育　每个脊椎有 3 个一次化骨中心形成于胎生期,1 个形成椎体,另 2 个分别形成左及右椎板。生后 1 岁,左右椎板联合形成椎弓,由腰椎至胸椎、颈椎。4~8 岁,椎体与椎弓联合,由颈椎至胸椎、腰椎、骶椎。8~13 岁,椎体上及下环状骨骺内各出现一个二次化骨中心。约 16 岁时,横突、棘突及上和下关节突各出现一个二次化骨中心,它们约于 25 岁左右与其附着的结构联合。由出生至成人脊椎由一个后突弯曲逐渐变为 4 个生理弯曲。在 X 线片上,椎体形状由出生时的卵圆形逐渐过渡到小儿时的四周钝圆的矩形及成人时的长方形。

5. 肋骨　在正位片上,有 12 对,呈后上向前下倾斜。1~10 肋后段厚而圆,显示清晰,前肋因扁平而密度较低。前缘由软骨和胸骨相连,成年后随年龄增大软骨逐渐钙化,常见第一肋软骨首先钙化。前后肋骨转折处为肋角。在决定后肋的计数时必先认出第一肋的后端。第一后肋的位置最高,肋小头与第一胸椎相接触,其前端通常降至第四肋水平。在侧位片上,胸椎和胸骨之间为两侧肋骨重叠影像,肋骨后部超出胸椎后缘。

6. 胸骨　在正位片上,与纵隔重叠,不易分别。在侧位片上可见胸骨柄、胸骨体和剑突。

第三节　骨关节基本病变的影像学表现

骨关节基本病变 X 线表现反映了疾病的各种病理变化,可在一定程度上反映出病变的范围、程度、性质以及与邻近组织器官的关系。在实际工作中就是通过观察这些基本病变的部位、分布、数目、大小、边缘、密度均匀性及邻近器官的变化等,加以综合分析而作出疾病初步诊断。

一、骨骼基本病变

(一)骨质疏松

骨质疏松是指单位体积内的骨量减少,骨组织的有机成分和钙盐都减少,骨组织的有机成分和钙盐含量比例仍正常。骨质疏松使骨的结构脆弱,骨折的危险性增加。组织学变化:骨皮质变薄,哈氏管扩大和骨小梁减少。

1. X 线表现　主要是骨密度减低。在管状骨,骨小梁数量减少、变细,骨髓腔和小梁间隙增宽,骨皮质变薄和出现分层现象。严重者骨密度与周围软组织相仿,骨小梁几乎完全消失,骨皮质薄如细线样。在脊椎,骨皮质变薄,横行骨小梁减少或消失,纵行骨小梁相对明显,严重时,椎体上下缘内凹呈双凹状,常因轻微外伤而压缩呈楔状。

2. CT　骨质疏松的 CT 表现和征象评价与 X 线平片基本相同。

3. MRI　老年性骨质疏松由于松质骨内小梁变细和数量减少以及黄髓增多,导致骨髓在 MRI T_1WI 和 T_2WI 上信号增高;骨皮质的疏松表现为皮质变薄及皮质内出现较高信号区,代表哈氏管扩张和黄髓侵入。炎症、肿瘤和骨折等周围的骨质疏松区因局部充血、水肿而表现为边界清楚或模糊的长 T_1、长 T_2 信号影。

4. 病因　骨质疏松分全身性和局限性两类。全身性骨质疏松主要是由于成骨减少,又分为原发性和继发性。原发性也称为生理性骨质疏松,正常人在 25~30 岁以后,骨的吸收大于生成。继发性骨质疏松又称为病理性骨质疏松。全身性骨质疏松主要病因有:①先天性疾病,如成骨不全;②内分泌紊乱,如甲状旁腺功能亢进;③医源性,如长期使用激素治疗者;④老年及绝经后骨质疏松;⑤营养性或代谢障碍性疾病,如坏血病;⑥酒精中毒;⑦原因不明,如青年特发性骨质疏松等。局限性骨质疏松均为病理性,多见于肢体失用、炎症、肿瘤等。

（二）骨质软化

骨质软化是单位体积内骨组织有机成分正常而矿物质含量减少,骨内钙盐含量降低,常见骨小梁中央部分钙化而外面围一层未钙化的骨样组织,骨骼失去硬度而软化、变形。

1. X 线表现　骨质软化与骨质疏松有相类似之处,如骨密度减低、骨皮质变薄和骨小梁减少变细等。不同的是由于骨质软化,承重骨骼常发生各种变形,有时还可见假骨折线,表现为与骨皮质垂直宽 1~2mm 的透明线,边缘稍致密,好发于耻骨支、股骨上段、胫骨和肱骨等。在儿童可见干骺端和骨骺的改变,如干骺端杯口状,边缘毛刷状,先期钙化带不规则或消失,骨骺发育延迟等。

2. CT　骨质软化的 CT 表现和征象评价与 X 线平片基本相同。

3. 病因　在成骨的过程中,骨样组织的钙盐沉积发生障碍,即可引起骨质软化。其原因可以是:①维生素 D 缺乏,如营养不良性佝偻病;②肠道吸收功能减退,如脂肪性腹泻;③肾排泄钙磷过多,如肾病综合征;④碱性磷酸酶活动减少。骨质软化是全身性骨病,发生于生长期为佝偻病,于成人为骨质软化症。

（三）骨质破坏

骨质破坏是局部骨质为病理组织所取代而造成的骨组织缺失。病理组织本身直接使骨组织溶解、消失,或由病理组织引起的破骨细胞生成和活动亢进所致。

1. X 线表现　局部骨质密度减低、骨小梁稀疏和正常骨结构消失。早期,骨松质可形成斑片状的骨小梁缺损;骨皮质哈弗管及伏克曼管的扩大呈筛孔状,骨皮质内外表层的破坏呈虫蚀状。当骨质破坏进展到一定程度时,可见骨皮质和骨松质的大片缺失。骨质破坏的部位、数目、大小、形状、边界和邻近骨质、骨膜、软组织反应等综合分析,对骨骼疾病诊断有很大的帮助。骨质破坏较迅速,轮廓不规则,边界模糊,可称为溶骨性破坏,提示为急性的、进展性的或恶性的疾病。而慢性的、修复性的或良性的疾病其骨质破坏进展较缓慢,边界清楚,有时在骨破坏区边缘还可见一致密的骨质增生硬化带围绕;骨质破坏靠近骨外膜时,一方面骨质破坏区不断向周围扩大,另一方面骨膜下新骨不断形成,从而造成骨轮廓的膨胀,可称为膨胀性骨破坏。

2. CT　CT 易于显示松质骨和皮质骨的破坏。松质骨的破坏早期表现为局部的骨小梁稀疏,骨小梁破坏区的骨髓被病理组织取代,其 CT 值常在软组织范围内,以后发展为斑片状甚至大片松质骨缺损。皮质骨的破坏表现为骨皮质内出现小透亮区,此为扩大的哈弗管及伏克曼管或表现为骨皮质内外表面的不规则虫蚀样改变、骨皮质因侵蚀破坏而变薄,或者出现范围不等的全层骨皮质缺损。

3. MRI　在 MRI 图像上,松质骨的破坏常表现为高信号的骨髓为较低信号或混杂信号的病变组织所代替。骨皮质的破坏表现为正常低信号区消失,破坏形状与 CT 相同。骨破坏区周围的骨髓可因水肿而表现为模糊的长 T_1、长 T_2WI 异常信号。

4. 病因　骨质破坏常见于炎症、肉芽肿、肿瘤或瘤样病变。

（四）骨质增生硬化

骨质增生硬化是单位体积内骨量的增多,成骨活动增多或破骨活动减少或两者同时存在所致。

1. X 线表现　骨质密度增高,骨小梁增粗、增多、密集、骨皮质增厚,骨髓腔变窄,明显者难以区分骨皮质与骨松质,称之为骨质硬化。关节边缘肌腱、韧带和骨间膜的附着部位形成的一些骨刺、骨桥、骨唇等骨性赘生物,称之为骨质增生。

2. CT 骨质增生硬化的 CT 表现与其 X 线平片的表现相似。

3. MRI 增生硬化的骨质本身在 MRI T_1WI 和 T_2WI 上均呈低信号影,增生的骨小梁间骨髓组织相对较少,与正常骨松质相比呈现较低的信号。

4. 病因 骨质增生硬化见于多种疾病。局限性骨质增生硬化多见于慢性炎症、外伤后的修复和退行性骨关节病等。全身性骨质增生硬化常因代谢性骨病、中毒或遗传性骨发育障碍所致,如肾性骨硬化、氟中毒、石骨症等。某些成骨性骨肿瘤也表现为骨质硬化,如成骨肉瘤或成骨性转移。

（五）骨膜增生

骨膜增生又称骨膜反应,骨膜受到病理条件刺激,其内层的成骨细胞活动增加所产生的骨膜新生骨。骨膜增生均为病理现象。

1. X 线表现 骨膜反应早期表现为一段长短不定,与骨皮质平行的细线样致密影,它同骨皮质之间有一条很窄的透亮间隙;随着疾病发展可表现为线状、层状或花边状。骨膜增生的厚度与范围同病变发生的部位、性质和发展阶段有关。一般发生于长骨骨干的较明显,炎症所致的骨膜反应较广泛,肿瘤引起的较局限。骨膜反应随着病变的好转,逐渐与骨皮质融合,表现为骨皮质增厚;痊愈后,还可逐渐被吸收,使受累骨恢复原来的形态。恶性肿瘤使骨膜新生骨重新被破坏,破坏区两端的残留骨膜反应呈三角形或袖口状,称为 Codman 三角。

2. CT 骨膜增生的 CT 基本表现与 X 线平片表现相同,但有其特殊性。CT 避免了组织结构的重叠,能显示平片不易显示的扁平骨如肩胛骨和髂骨的骨膜增生。CT 的空间分辨力不足,常不能显示多层状骨膜增生;有时也不能显示增生的骨膜与骨皮质之间的透亮间隙,此时增生的骨膜和原来的皮质可混在一起而类似于骨皮质增厚。

3. MRI 对骨膜增生的显示要早于 CT 和 X 线平片。骨膜受刺激初期,在矿物质沉积之前,先有骨膜内层细胞增生、肥大,骨膜增厚,在 T_1WI 上呈中等信号而在 T_2WI 上呈高信号的连续线样影。有明显的矿物质沉积后,在各序列上一般呈低信号。和 CT 一样,由于 MRI 的空间分辨力不足,其显示骨膜增生的形态的精细程度不如 X 线平片。

4. 病因 骨膜增生常见于炎症、肿瘤、外伤、骨膜下出血等,也可继发于其他脏器病变(如继发性肥大性骨关节病)和生长发育异常等。

（六）骨质坏死

骨质坏死是骨组织局部代谢停止,坏死的骨质称为死骨。形成死骨的主要原因是血液供应中断。组织学上骨细胞死亡,消失和骨髓液化,萎缩。

1. X 线表现 早期 X 线可表现正常。中期死骨局限性密度增高,其原因一是死骨骨小梁表面和骨髓腔内有新骨形成,或者坏死的骨质被压缩;二是死骨周围骨质被吸收,或肉芽组织、脓液包绕的低密度衬托。

2. CT CT 表现与 X 线所见相似,有时 CT 能更好地显示死骨与邻近骨质的分离和被病理组织或脓液包绕。

3. MRI MRI 显示骨质坏死较 X 线平片和 CT 早,在骨形态和密度尚无变化之前就可表现出骨髓信号的改变。其基本 MRI 表现为在 T_1WI 上病变部位信号均匀或不均匀减低,病灶形态多不规则;T_2WI 上病灶信号增高,呈中到高信号强度。坏死区的外围在 T_1WI 和 T_2WI 上均有一低信号带,为新生骨质硬化带。病变外侧还可见到高信号的肉芽组织和软骨化生组织的修复带。病变晚期坏死区出现纤维化和骨质硬化等改变,在 T_1WI 和 T_2WI 均呈低信号。

4. 病因 多见于化脓性骨髓炎、骨结核、骨缺血坏死和外伤骨折后等。

（七）软骨钙化

软骨钙化是指软骨发生生理性或病理性的钙化。

1. X 线表现 喉、肋软骨出现斑片状致密影属于生理性钙化。病理性钙化可见于软骨类肿瘤、骨坏死、退变。瘤软骨钙化属病理性,瘤软骨呈分叶状生长,小叶周围的软骨基质因邻近血管而发生钙化,而软骨小叶中央的瘤软骨细胞因离血管较远而得不到钙盐,不能使软骨基质钙化,X 线片上瘤软骨钙化表现为大小不等环形或半环形致密影,钙化可融合成大片蜂窝状影。良性肿瘤的软骨钙化密度较高,环影多完整、清楚;恶性瘤软骨钙化环不完整,密度较低,边缘模糊。

2. CT 避免了组织的重叠,能较平片更好地显示瘤软骨钙化的特征。MRI 对显示钙化不如平片和 CT。

（八）骨矿物质沉积

铅、磷、铋等矿物质进入人体后易沉积于生长较快的管状骨干骺端,X 线表现为干骺端多条相互平行、厚薄不一的横行致密带,成年人不易显示。

氟进入人体过多可引起成骨活跃,造成骨质增生硬化;亦可引起破骨活动增加,发生骨质疏松或软化。

（九）骨骼变形

骨骼变形多与骨骼的大小改变并存,骨塑形、骨轴线、轮廓或异常,可累及一骨、多骨或全身骨骼。

局部病变和全身性疾病均可引起,如外伤后局部畸形。局部骨骼增大可见于血供增加和发育畸形等病变,如骨血管瘤、骨纤维异常增殖症等。脊椎的先天性畸形如半椎体、蝴蝶椎等可引起脊柱侧弯、后突畸形。骨肿瘤可致骨局部膨大凸出。骨软化症和成骨不全可引起全身骨骼变形。全身性骨骼短小可见于内分泌障碍,如垂体性侏儒等。

二、关节基本病变

（一）关节肿胀

关节肿胀常由于关节积液或关节囊及其周围软组织充血、水肿、出血和炎症所致。

1. X 线表现 周围软组织影膨隆,脂肪垫和肌肉间脂肪层移位变形、模糊或消失,整个关节区密度增高;大量关节积液可见关节间隙增宽。

2. CT 可直接显示软组织密度的关节囊增厚;关节积液可见关节腔内均匀的水样密度影,如积血或积脓密度可更高。

3. MRI 关节周围软组织水肿及关节积液表现为 T_1WI 低信号、T_2WI 高信号,关节积血 T_1WI 和 T_2WI 均表现为高信号。

4. 关节肿胀常见于炎症、外伤和出血性疾病。

（二）关节破坏

关节破坏是关节软骨及其下方的骨性关节面骨质为病理组织所侵犯、代替所致。

1. X 线表现 早期破坏只累及关节软骨时,仅见关节间隙变窄;当累及关节面骨质时,则出现相应的骨破坏和缺损,严重时可引起关节脱位和变形。关节破坏是 X 线诊断关节疾病的重要依据。破坏开始于关节持重面,进展迅速,破坏范围较广泛,多见于急性化脓性关节炎。破坏开始于关节的边缘,进展缓慢,表现为边缘部分的虫蚀状骨破坏,多见于关节滑膜结核。类风湿关节炎晚期才引起关节破坏,关节面下或边缘小囊状骨质破坏,好发于手足小关节。恶性肿瘤直接侵犯可引起进展迅速的广泛破坏,并形成软组织肿块。

2. CT 可清晰地显示关节软骨下的骨质破坏,即使是细微的改变也能发现。

3. MRI 早期关节软骨表面毛糙、凹凸不平,表层缺损致局部软骨变薄。严重时关节软骨不连续、碎片状或大部分消失。骨质破坏时低信号的骨性关节面中断不连续。

4. 常见于化脓性关节炎、关节结核、类风湿关节炎、肿瘤及痛风等疾病。

(三) 关节退行性变

关节退行性变是指关节软骨变性、坏死和溶解,骨板被吸收并逐渐为纤维组织或纤维软骨所取代,广泛软骨坏死可引起关节间隙狭窄,继而造成关节面增生硬化。关节囊肥厚,韧带钙化。

1. X 线表现 早期骨性关节面模糊、中断和部分消失。中晚期表现是关节间隙狭窄,骨性关节面骨质增生硬化,边缘形成骨赘,关节面下可出现囊性透亮区,关节囊肥厚,韧带骨化,严重者可出现关节半脱位。不发生明显骨质破坏,一般无骨质疏松。

2. CT 表现 同 X 线,椎间小关节的退行性变 X 线片上往往显示不佳,而 CT 上能很好地显示。

3. MRI 能早期发现软骨的改变。关节面下的骨质增生在 T_1WI 和 T_2WI 都表现低信号。关节面下的囊变区 T_1WI 呈低信号,T_2WI 呈高信号。骨赘的表面为低信号的骨质,其内可见高信号的骨髓。

4. 病因 多见于老年人生理性组织退行性变,以承受体重的脊柱、髋、膝关节为明显;也可以由慢性创伤和长期关节负担过度引起;还可以继发于某些关节病变导致的关节软骨和骨质的破坏,如关节骨端骨折的骨折线波及关节面而使关节软骨受损和化脓性关节炎等。

(四) 关节强直

关节强直分骨性和纤维性,是关节软骨完全破坏后,两骨端由纤维或骨组织连接,关节无活动。

1. X 线表现 骨性强直为关节间隙部分或完全消失,骨小梁通过关节连接两侧骨端。纤维性强直仍可见狭窄的关节间隙,但无骨小梁贯穿关节间隙。

2. 病因 骨性强直常见于化脓性关节炎愈合后、强直性脊柱炎。纤维性强直的诊断要结合临床,多见于关节结核、类风湿关节炎。

(五) 关节脱位

关节脱位是指构成关节各骨之关节面相互之间失去了正常解剖关系。

1. X 线表现 完全脱开为全脱位;部分脱开为半脱位。X 线表现为相对的关节面尚有部分对在一起。

2. CT CT 图像避免了组织的重叠,易于显示一些平片难于发现或显示不佳的关节脱位,如胸锁关节脱位和骶髂关节脱位。

3. MRI 不但可显示关节脱位,还可以直观地显示其合并损伤关节内的积血、积液、韧带肌腱的断裂。

4. 病因 外伤性、先天性和病理性三种。外伤性脱位有明显的外伤史,常伴有骨折。先天性脱位多见于髋关节。化脓性、结核性和类风湿关节炎等疾病均可引起病理性关节脱位。

三、软组织基本病变

(一) 软组织肿胀

软组织肿胀常因炎症、水肿、出血或邻近组织化脓性感染而引起。

1. X 线表现 软组织肿胀密度略高于邻近正常软组织,软组织层次不清,皮下脂肪层内可出现网状结构影,皮下组织与肌肉之间境界不清,肌间隔模糊。

2. 对软组织病变的观察,CT 和 MRI 明显优于 X 线。水肿的 CT 表现为局部肌肉肿胀、肌间隙模糊,密度正常或略低;邻近的皮下脂肪层密度增高并可出现网状影。血肿表现为边界清楚或不清楚的高密度区。在 MRI 上水肿为长 T_1、长 T_2WI 信号而血肿为短 T_1、长 T_2WI 信号。

(二) 软组织肿块

软组织肿块多因软组织肿瘤和肿瘤样病变引起,也见于骨恶性肿瘤突破骨皮质侵入软组织内以及某些炎症性的包块。

1. X 线表现　良性病变肿块多境界清楚,邻近软组织可受压移位,邻近骨表面可见压迹;恶性病变肿块常边缘模糊,骨皮质受侵蚀。大多数软组织肿块难以鉴别其组织学来源。

2. 软组织肿块在 CT 和 MRI 上易于观察,肿块的密度或信号可均匀或不均匀,多呈长 T_1、长 T_2WI 信号,边缘可光整或不规则,肿块的边界常能清楚显示。软组织或软组织肿块的坏死表现为类圆形或不规则形低密度或在 T_1WI 上为低信号区,单发或多发,并可因出血或坏死组织碎屑的沉积而出现液-液平面,其上层为液体,下层为沉积的坏死组织或血液。脂肪瘤因其密度或信号与脂肪组织相似而易于诊断,肿瘤或病变内含的脂肪成分也可通过测量其 MRI 值或用 MRI 脂肪抑制序列而得以确认。增强扫描有助于区别软组织肿块与其邻近组织,也有利于区别肿瘤和瘤周水肿。注射对比剂后有利于了解肿瘤内是否有囊变、坏死,还有助于了解病变与邻近血管的关系。

(三) 软组织内钙化和骨化

软组织内可发生钙化和骨化可发生在于肌肉、肌腱、关节囊、血管、淋巴结等处,可由出血、退变、坏死、肿瘤、结核、寄生虫感染和血管病变等引起。

1. X 线表现　软组织钙化多为点、片状高密度影,其内无结构;骨化性肌炎常呈片状,可见骨小梁甚至骨皮质;成骨性肿瘤多表现为云絮状或针状骨化影。

2. CT　可更好地显示软组织内的钙化或骨化影,亦可显示软骨钙化的形态特点。

(四) 软组织内气体

正常软组织内并无气体存在。软组织内气体可因外伤、手术时气体可进入或产气菌感染引起,X 线表现为不同形态的很低密度影。在 CT 上产生不同形态的很低密度影;在 MRI 上亦呈低信号。

(五) 肌肉萎缩

肌肉萎缩可由先天性发育不良,神经系统疾病和肢体运动长期受限所引起。X 线表现为肢体变细、肌肉较正常的小而薄。

❓复习思考题

1. X 线、CT、MRI、放射性核素骨扫描检查骨关节的各自优势有哪些?
2. 儿童骨关节的 X 线解剖与成人有什么不同点?
3. 骨骼基本病变有哪些,其影像学表现是什么?
4. 骨质疏松与骨质软化 X 线表现的不同点?
5. 关节基本病变有哪些,其影像学表现是什么?

(王志刚)

第二章　先天性和遗传性骨疾病

 学习要点

1. 先天性髋关节脱位的影像学表现。
2. 先天性马蹄内翻足的影像学表现。
3. 成骨不全的影像学表现。
4. 软骨发育不全的影像学表现。

第一节　先天性畸形

先天畸形是指出生时、出生前存在异常或存在潜在的异常因素,人类每个个体在解剖结构上可以存在有一定的差异,但一般都不会造成不良的后果,倘若此种异常对形态和(或)功能产生一定影响,即属于先天性畸形。先天性畸形与遗传性疾病有密切相关性,两者都有胎生性和先天性的特点。虽有些遗传性疾病要延迟到出生以后某阶段才能表现出来,但是毕竟从胚胎早期就获得致病因素和(或)受环境影响致畸因子的作用。

骨骼肌肉系统的先天畸形比较常见。骨科先天畸形是指形态、大小、数量以及位置的异常。

先天性畸形胚胎发生学分类:世界卫生组织(WHO)颁发的疾病分类把先天性异常,按形成的病因基础分为4类:①畸形,为胚胎在母体内异常发育所致,与遗传因素有关或者原始胚胎即有缺陷;②分裂,为妊娠早期外来伤害因子作用的结果,在外来因子影响之前,胚胎仍可正常发育;③变形,为妊娠后期外源性机械压抑因素作用结果,多是影响人体的支持结构(如骨骼、关节),但很少内脏器官受累;④发育异常,为组织分化和(或)融合异常所致,多为细胞功能和(或)形态结构方面的缺陷,多基因突变的结果。

先天性畸形的发病原因:

1. 遗传因素　先天性畸形约25%是由遗传因素引起的,主要为单基因缺陷和染色体异常,少部分为多基因遗传病。单基因遗传病包括常染色体显性遗传、常染色体隐性遗传、X连锁隐性遗传;多基因遗传病遗传方式比较复杂,而且受环境因素的影响比较大。遗传物质改变包括染色体畸变和基因突变,可由父系或者母系而来。这些突变常可遗传数代,引起子代各种畸形。

2. 环境因素　分为三方面:①母体所处的周围外环境,是距胚胎最远、最复杂的环境;②母体的内环境,包含母体状况、代谢类型、有无某些重要疾病等;③胚胎所处微环境,包含胎膜、胎盘、羊水等,这些是直接作用于胚胎的微环境。环境致畸因子是否能导致畸形的发生,与以下五种因素相关,①孕妇和胚胎对致畸因子的敏感性;②致畸因子的性质;③致畸因子作用的时间;④致畸因子作用的时机;⑤致畸因子的剂量。

3. 发育因素　发育是从基因的有序表达开始,基因的类型、位点和基因的构成对发育都有重要影响。在胚胎与胎儿的发育过程中,各系统器官都有其形成的关键时期或者称畸形易发期,比如骨骼系统畸形易发生在妊娠第5~9周,如果这个时期受到外来的干扰,易出现骨骼肌肉系统先天性畸形。胚胎发育的后期,则可因为机械压抑因素作用,出现程度比较轻的先天性变形。

一、先天性肩关节脱位

先天性肩关节脱位是一种十分罕见的先天发育畸形。患儿常有肱骨头发育不良、缺如或肩盂狭小等,导致肩关节完全松弛,可上下前后移动。

【临床表现】

患儿常为脑瘫患者,有外伤史特别是产伤史的婴幼儿、小儿肩关节脱位。

【X线表现】

肱骨头萎缩,关节盂小而浅。

二、多指畸形

多指畸形又称额外手指,在手的各种畸形中最为常见,常为6个手指,最多的可达8个手指。常发生在拇指或小指旁。可分为三型:①软组织型,仅有一赘生的软组织,其内并无骨和软骨成分;②多生指型,最为常见,赘生的指骨与正常指骨一样,并与掌骨或指骨构成关节(图2-1);③多指骨型,少见,在固有的掌骨上重复或指骨分叉。

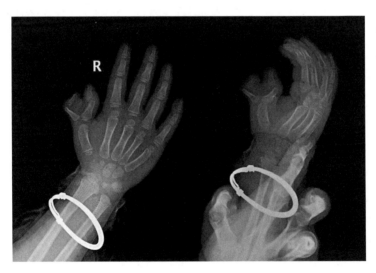

图2-1　多指畸形X线表现

三、并指畸形

并指畸形的发生率仅次于多指畸形,男女比例约为2:1。常发生于中、环指间,拇指、示指极少累及。

【X线表现】

连接指间可为单纯软组织,也可有部分骨连接。如仅有末节指指合并称为指端并指畸形,多合并有多指畸形、短指畸形等(图2-2)。

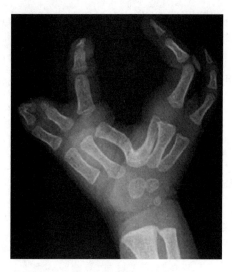

图 2-2　并指畸形 X 线表现

右第一、二指骨并指畸形合并第三、四掌骨
近端融合畸形

四、发育性髋关节发育不良或脱位

过去称之为先天性髋关节脱位,20 世纪 90 年代,美国矫形外科医师协会、北美小儿矫形外科医师协会和美国儿科协会正式提出将先天性髋关节脱位改名为发育性髋关节发育不良或脱位(development dysplasia or dislocation of the hip),简称 DDH。新生儿发病率在 1% 左右,男女患者之比约为 1∶5~6。是较常见的先天性畸形。

【病因病理】

DDH 病因迄今为止尚不十分明确,现已证实与下列因素有关:①遗传因素,DDH 患儿同一家族中的发病率高达 20%~30%,直系亲属为 3%~4%;②机械与功能因素,98% 的病变发生在孕后期,多因羊水过少和臀位致使髋关节受力异常,功能因素是指 DDH 患儿雌激素水平较高;③韧带松弛因素,关节韧带松弛是髋脱位的主要因素。

关节囊松弛为出生时主要生理改变。开始行走后,则可出现以下病理改变:①关节囊伸长,与髂骨相连,中部狭窄部呈哑铃状;②髋臼盂唇增厚,开始为外翻,但随行走增多后成内翻,圆韧带增长、增粗,横韧带肥厚,髋臼变浅并呈斜坡状;③股骨头骨骺发育延迟,甚至可发生缺血坏死,股骨头前倾角、颈干角增大;④股收肌挛缩,臀肌松弛;⑤髂骨翼处形成假髋臼,骨盆倾斜并代偿性脊柱侧凸。

【临床表现】

1. 行走前儿童的表现　①关节活动障碍:患侧下肢常呈屈曲状,活动较健侧下肢差,蹬踩力量位于健侧,髋关节外展受限;②患侧下肢短缩,股骨头向后上方脱位;③臀部、大腿内侧皮肤皱褶不对称,患侧皮纹比健侧深陷,且数目增加;④Ortolani 征、Barlow 征和 Allis 征均为阳性。

2. 行走后儿童的表现　①一侧脱位表现为跛行,双侧脱位则表现为"鸭步";②会阴部增宽、臀部后突、腰前突增大;③患肢外展受限,双下肢不等长;④Trendelenburg 征阳性。

【X 线表现】

髋臼发育异常表现为髋臼浅,患侧股骨头较健侧小,常伴有骨骺缺血坏死。髋臼的发育状况可以通过髋臼角的测量来确定(图 2-3),髋臼角的正常值为 30°~12°,随着年龄的增长,其逐渐变小,出生时不超过 30°,1 岁时 23°,2 岁时 20°,以后每增加 1 岁,髋臼角便减少 1°,到 10 岁是减小为 12°左右。如髋臼角在 30°以上为发育异常。

髋关节脱位的测量方法有多种,在股骨头骨骺出现前有:①内侧关节间隙:测量干骺端的内侧面到相邻髋臼壁的距离,两侧距离相差不超过 1.5mm,这种方法主要测量髋关节是否向外侧脱位;②外侧线(Calve 线):髂翼的外侧面和股骨颈外侧的弧形连线,正常是连续的弧线;③Shenton 线:耻骨上支与股骨颈内侧相连形成一条连续的弧线,正常亦是连续的弧线。

在股骨头骨骺出现之后有:①Perkin 象限:在两侧髋臼中心间连一直线,称为 Hilgenreiner 线,再经髋臼外缘做其垂线,称为 Perkin 线,两线构成的象限称为 Perkin 象限。正常的股骨

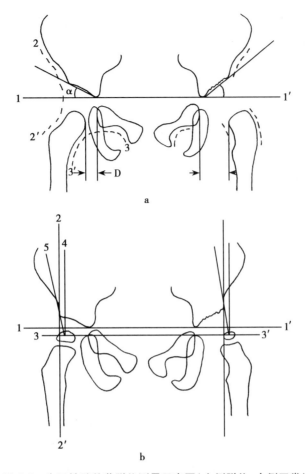

图 2-3　先天性髋关节脱位测量示意图(左侧脱位,右侧正常)

a. 髋臼角(α):Hilgenreiner 线(1-1′)和髋臼切线的夹角。左侧异常增大;内侧关节间隙(D):左侧明显大于右侧;外侧线(2-2′):左侧不连续;Shenton 线(3-3′):左侧不连续;

b. Perkin 象限:Hilgenreiner 线(1-1′)和 Perkin 线(2-2′)构成 Perkin 象限,左侧的股骨头不在内下象限内;C-E 角:3-3′是通过两侧股骨头中心的连线,4 是其通过股骨头中心点的垂线;5 是经过股骨头中心点画髋臼外侧缘的切线。4 和 5 的夹角为 C-E 角。左侧的 C-E 角是负角

头骨骺位于内下象限内,干骺端向上不应超过 Hilgenreiner 线,且两侧对称。股骨头骨骺位于外下象限时为半脱位,位于外上象限内为全脱位;②C-E 角:做一条连接两侧股骨头中心点连线的垂线,并且此垂线通过股骨头中心点,再由股骨头中心画一条髋臼外侧缘的切线,这两条线的交角为 C-E 角。此角减小则提示髋关节脱位,5~8 岁 C-E 角正常值是 19°,9~12 岁时是 12°~25°,13~30 岁是 26°~30°。

五、先天性髋内翻

先天性髋内翻也称发育性髋内翻,较少见,单侧多发,女性多于男性。

【病因病理】

发病原因不明,可能多种因素与其发病有关。

胎儿发育阶段，股骨头、颈骺软骨由不成熟的成纤维组织替代正常的软骨内骨化，导致骺板断裂或消失。随着日后行走负重，逐步发展成髋内翻。

【临床表现】

早期以髋关节疼痛为主，婴儿时期其他症状不明显，多在两岁后表现出日益加重的无痛性跛行，此为本病最特征的表现，行走时身体摇晃、跛行；站立时，患侧肢体外旋且轻度内收位，骨盆向患侧倾斜，脊柱则向健侧凸出，患侧大粗隆位置升高。

【X 线表现】

股骨颈变短、增宽，颈干角进行性减小，甚至可以呈直角。在股骨颈部近股骨头处可见一被裂隙分开的三角形骨块，并有两条透亮带穿过股骨颈，形成"Y"形裂隙。随着年龄增长，髋内翻越来越明显，髋臼则出现适应性改变。可以通过测量 CE 角来评定髋内翻的程度。

六、先天性马蹄内翻足

先天性马蹄内翻足是最常见的足部畸形，约占足部先天性畸形的 77%，男女比例约为 2∶1。

【病因病理】

病因不明，主要有遗传、神经、肌肉异常和子宫内胎儿体位异常等学说。

病理改变主要是由：①骨骼改变：足部骨骼改变的主要部位在距骨，严重者上关节面可以脱出踝臼，下关节面向内侧倾斜，跟骨下垂、内翻，并内旋，前足骨骼内收，外踝突出；②软组织改变：足踝部内侧、后侧软组织均缩短，足背部、足外侧软组织延长松弛。踝关节、跟距关节后侧的关节囊、跟腓韧带、后距腓韧带和小腿三头肌部均发生挛缩，内侧的三角韧带、跟舟韧带、胫后肌、跖腱膜、蹞长屈肌、蹞外展肌和趾短屈肌也均发生短缩。肌力的不平衡是马蹄内翻足进一步进展的重要原因，胫前肌、胫后肌都强于外翻的腓骨长、短肌，致使足跖屈的小腿三头肌也强于足背屈的胫前肌、趾伸肌。

【临床表现】

患儿出生后即可出现前足内收、内翻、下垂或呈高弓足。患儿用足尖行走或者足外缘甚

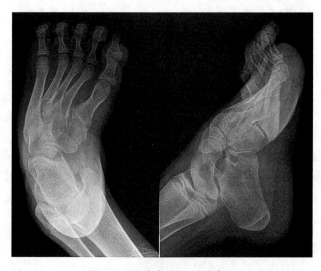

图 2-4　马蹄内翻足 X 线表现

距骨扁且宽，正位片上距骨中轴线的延长线向外偏离第一
跖骨，足弓凹陷，第五跖骨肥大

至足背行走,跛行、步态不稳。

【X线表现】

跗骨发育不良、位置异常。距骨扁且宽,正位片上距骨中轴线的延长线向外偏离第一跖骨(正常应穿过第一跖骨);侧位片上距骨纵轴延长线与第一跖骨相交成角(正常应平行)。跟骨短且宽,内翻并向上移位,几乎可与胫骨后缘接触(图2-4)。

【诊断与鉴别诊断】

依据病史、临床表现和X线表现本病诊断较容易,但仍需与神经损伤引起的麻痹性内翻足以及脑性瘫痪足内翻畸形相鉴别。

七、脊柱畸形

(一)椎体融合

椎体融合又称阻滞椎。是在发育过程中脊椎分节不良引起的,常见于腰椎和颈椎。X线上表现为两个或两个以上椎体融合,可以是完全融合,也可是部分融合,前者的椎间盘消失,后者可残留部分椎间盘痕迹或残留骨性终板(图2-5),可以仅仅是椎体融合,也可是椎体及附件均融合。融合后的两椎体加上中间的椎间盘的高度应与相邻正常两椎体高度相同或稍增加,前后径稍减小,这是与边缘型脊柱结核的鉴别要点。

(二)脊椎裂

隐性脊椎裂常见,两侧椎弓未愈合但无脊膜和脊髓膨出,X线平片就可以显示(图2-6);显性脊椎裂伴有脊膜和(或)脊髓膨出,只有行MRI检查才可确定脊髓膨出。

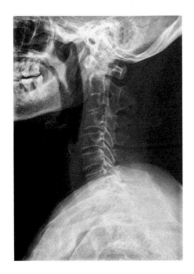

图2-5 C$_2$和C$_3$先天性椎体融合X线表现

C$_2$和C$_3$椎间隙消失,可见残留的骨性终板影,椎体的前后径变小

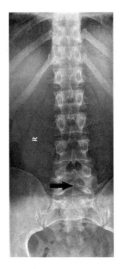

图2-6 隐性脊椎裂X线表现

两侧椎弓未愈合

(三)半椎体和矢状椎体裂

胎儿的椎体有一对左右排列的软骨骨化中心,如有一侧发育不完全则形成半椎体。X线正位片上呈楔形,尖端指向发育不完全侧,并引起不同程度的脊柱侧弯。若是两个软骨骨

化中心联合异常,椎体则成为左右两个三角形状的骨块,称矢状椎体裂。在 X 线正位片上好似蝴蝶双翼,又称蝴蝶椎(图 2-7)。

（四） 脊柱侧弯

分原发和继发两类,前者原因不明确,后者继发于先天性脊柱畸形、小儿麻痹和胸部疾病等。原发性脊柱侧弯女性多见,常在 6~7 岁时发病,并常伴有脊柱扭转畸形,致胸廓畸形、驼背。侧弯多发生于胸椎上部,其次是胸腰段。一般称"S"形弯曲。

脊柱侧弯测量角度的方法常用的有两种:①Lippman-Cobb 法:在正位片上沿侧弯的上端椎体上缘和下端椎体下缘各画一条线,两线的垂直线的交角称 Cobb 角,即侧弯角度。此法主要适用于侧弯角度大于 50°的患者测量;②Ferguson 法:侧弯两端椎体中心点与侧弯顶点椎体中心点之间连线的交角。这种方法主要用于小于 50°侧弯角患者的测量(图 2-8)。

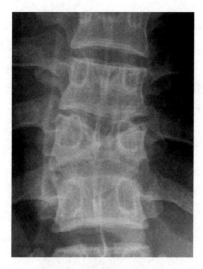

图 2-7 蝴蝶椎 X 线表现

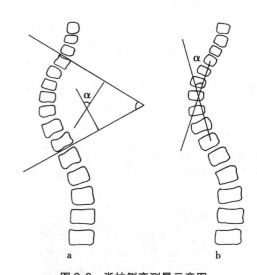

图 2-8 脊柱侧弯测量示意图
a. Lippman-Cobb 法;b. Ferguson 法

第二节 遗传性骨疾病

一、成骨不全

成骨不全(osteoporosis imperfect)又叫脆骨症(brittle bone disease),是一种遗传性疾病,遗传方式多为常染色体显性遗传,少数为常染色体隐性遗传。也是一种全身结缔组织病,不光局限于骨骼,其他如皮肤、筋膜、韧带、肌腱、动脉和角膜等结缔组织也常被累及。

【病因病理】

本病是由于编码骨基质中Ⅰ型胶原纤维的基因 COL1A1 或 COL1A2 发生突变,致使Ⅰ型胶原纤维合成减少或结构异常,使含有此胶原纤维的组织结构不同程度受累。骨质形成障碍,骨皮质缺少成熟的骨基质。骨骼强度和耐受力差。还可累及其他相关结缔组织。

【临床表现】

本病分为四型,其中两型常见,即早发型与晚发型。早发型:出生时便有骨折,或在婴幼儿时期发病。患儿头大且软,前额突出,但手足一般不累及;晚发型:出生时正常。小儿学走路或青春期时发生骨折,成人极少发病,骨折好发于长管状骨和肋骨,随年龄增长骨折次数逐渐减少。90%患者有蓝色巩膜,1/4患者有进行性耳聋,常在儿童时期发病。

【X线表现】

多发骨折、骨皮质菲薄、骨密度降低是本病的基本征象。以长管状骨明显。骨折不对称,但愈合速度快,伴正常骨痂或过量骨痂形成,有时可有假关节形成。长管状骨X线表现分为三类:①粗短型,胎儿和婴儿发病,长管状骨骨干粗短,伴多发骨折和弯曲畸形;②囊样型,罕见,出生后即发病,长管状骨严重的弯曲畸形,骨皮质薄,骨内见多发性囊样区域,以下肢明显;③细长型,胎儿或新生儿发病,骨干变细明显,干骺端相对增宽,干骺端与骨骺交界处见横行致密线(图2-9)。

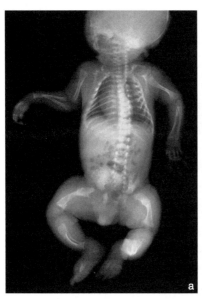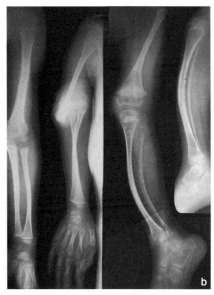

图2-9　成骨不全X线表现

a. 粗短型:长管状骨骨干粗短,伴多发骨折和弯曲畸形;b. 细长型:骨干变细明显,干骺端相对增宽,常伴有病理性骨折

颅骨改变多见于婴幼儿。短头畸形,颅盖骨菲薄,颅缝增宽,常见缝间骨,囟门增大,延迟闭合,两颞突出。

椎体密度减低、变扁,有双凹变形,有的椎体因为骨折而成楔形改变。肋骨变细,皮质薄,密度减低,常多发骨折。

【诊断与鉴别诊断】

蓝色巩膜及典型症状者诊断比较容易,如果没有蓝色巩膜则应与软骨病、甲状旁腺功能亢进、维生素C缺乏、骨肉瘤相鉴别。

二、软骨发育不全

软骨发育不全(achondroplasia)为最常见的非致死性骨软骨发育异常,是一种全身对称性软骨发育障碍。本病特点是对称性四肢发育短,以肱骨、股骨明显,属于肢根型侏儒。

【病因病理】

本病为常染色体显性遗传,但75%～80%为新的突变所致。病理为不能进行正常的软骨内化骨,从而影响了骨长轴的增长,可膜内化骨正常,骨皮质、髓腔和骨的横径仍正常生长。颅底骨也生长受阻。

【临床表现】

患者出生后躯干与四肢长度不成比例,肢体弯短且粗,特别以股骨和肱骨明显,但躯干发育正常。手指粗短,第一节指骨合拢,末节指骨分离比较宽,使中间三指呈三尖形。头大,前额高阔,塌鼻,下颚突出。骨盆倾斜增宽,腿骨弯曲,胫骨内翻,步态摇摆,继发胸腰段后凸,下腰椎前凸,髋内翻。智力和性发育正常。

【X线表现】

肱骨和股骨粗短且弯曲。骺板光滑或少许不规则,并见散在点状致密影。干骺端增宽,两侧张开,中间凹陷,呈"杯口"状或"V"形。骨骺二次骨化中心出现延迟,发育小,常与干骺提前愈合。手足短管状骨短粗,诸手指几乎等长。

椎体小,后缘少许凹陷,骨性终板不规则。第一腰椎到第五腰椎椎弓根间距逐渐缩小。骨盆短,髂骨翼小,呈方形,骶坐切迹小、深凹呈鱼口状。髋臼上缘呈水平状。颅底短,颅盖相对较大(图 2-10)。

【诊断与鉴别诊断】

根据临床表现及 X 线特征,诊断本病比较容易。应与佝偻病、克汀病、成骨不全相鉴别。上述疾病都是全身成比例矮小,本病却只有肢体短小。

三、黏多糖病

黏多糖病(mucopolysaccharidosis,MPS)又称黏多糖贮积症,属于遗传性疾病。

【病因病理】

由于溶酶体内分解黏多糖的酶缺乏或功能缺陷,致使黏多糖不能分解而大量贮积在体内各组织器官(如骨骼、神经、皮肤、角膜、肝、脾和心脏等处)。黏多糖在骨组织中沉积可导致骨发育障碍和变形,在关节中沉积可引起关节硬化。

【临床表现】

根据临床表现、尿中黏多糖的类型和遗传特点,将 MPS 分为 7 型。其中第Ⅴ型现已归为第Ⅰ型的亚型(MPS-Ⅰ-S)。本书在此仅介绍较为常见的 MPS-Ⅰ-H 型和Ⅳ型。

MPS-Ⅰ-H 型又称 Hurler 综合征,其特点是发育迟缓、智力低下、面容丑陋、舟状大头畸形、眼距宽、鼻梁扁平、唇厚且常呈张口状态,舌外伸并增大,颊部丰满,厚耳垂,面容近似于狮身面,故又称承雷病。3 岁可出现角膜混浊,10 岁之前一般即因出现肺炎和心衰,导致早亡。

MPSⅣ型又称 Morquro 综合征。分为 A 型(重型,经典型),患者 4 岁左右身高不增、步态异常、骨骼畸形。身材矮小主要是由于脊椎变短,四肢相对较长,站立时双手可达膝部,身高很少高于 1 米。颈短,头好似沉于两肩之间。鸡胸,脊椎后凸畸形。关节肿大,以膝关节明显。扁平足。智力正常。角膜混浊发病比Ⅰ型迟,10 岁左右明显。青春期出现进行性耳聋。

【X线表现】

MPS-Ⅰ-H 型表现为四肢骨骨干增粗、变短,早期骨皮质增厚,骨髓腔狭窄,晚期骨皮质变薄,骨髓腔增宽,骨干一端或两端变尖,以肱骨明显。手短骨短粗,第 2~5 掌骨近端收缩,呈圆锥样变尖。腰 1、2 椎体发育不良、变小并向后移位,椎体前上缘缺如,下部喙状突出,脊

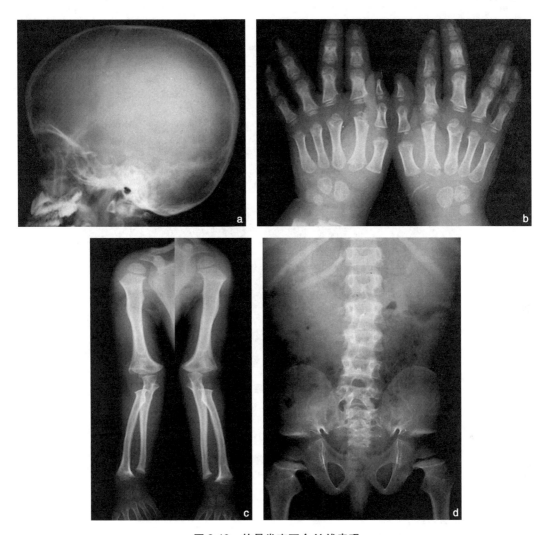

图 2-10 软骨发育不全 X 线表现

a. 颅底短,颅盖相对较大;b. 两手第 3、4 指自然分开呈三叉手畸形;c. 长骨的干骺端增宽,中间凹陷,肌肉附着处的结节增大明显;d. 椎弓根间距由第一腰椎至第五腰椎逐渐减小;髋臼上缘宽且呈水平状

柱以此处为中心向后成角畸形。其余椎体呈类圆形,椎弓根细长。髂骨底部发育不良,髋臼角度增大,髋内翻或外翻。肋骨增宽,脊椎端变细,好似船桨状。头颅增大,蝶鞍增大呈"乙"形。

MPS Ⅳ 型表现为下胸椎上腰椎椎体普遍性变扁,椎间隙相对增宽,椎体前缘上、下角常有缺损,致使椎体呈楔形变,而下部腰椎则趋于正常。脊椎以腰 1 或腰 2 椎体为中心向后成角。肋骨表现和 MPS-Ⅰ-H 型相似,呈船桨状。髂骨翼呈圆形,可有缺损。髋臼变浅且角度增大,股骨头扁平、分节,股骨颈粗短,髋外翻畸形。手改变亦和 MPS-Ⅰ-H 型类似。腕骨骨化中心延迟出现,发育小。儿童时腕骨变扁,外缘成角;成人时,腕骨可消失。长管状骨增粗、变短,骨小梁不规则,骨皮质变薄。干骺端不规整,增大,可有骨质缺损。骨骺骨化中心也延长出现,扁平且小,常有分节现象,与骨干延迟融合。这些表现以股骨上端最明显。关节间隙增宽,脱位或者畸形(图 2-11)。

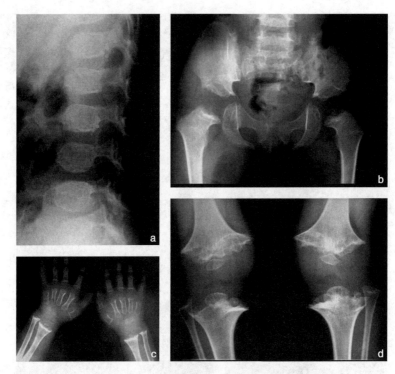

图 2-11 黏多糖贮积症Ⅳ型 X 线表现
a. 腰椎侧位:椎体普遍变扁,椎间隙相对增宽,椎体前缘上、下角常有缺损;
b. 骨盆正位:髋臼变浅且角度增大,股骨头扁平、分节,股骨颈粗短;c. 双手正位:掌骨近端和指骨远端变尖,腕骨骨化中心延迟出现;双侧尺桡骨远侧干骺端增大且不规则;d. 双膝正位:双侧股骨下端和胫骨上端干骺端不规则增宽,骨骺不规则

【诊断与鉴别诊断】

根据临床表现、X 线特征及尿中黏多糖定性实验,诊断本病不难。本病应与佝偻病、多发性骨骺发育不良、脊椎发育不良、先天性甲状腺功能减低相鉴别。根据其 X 线特征及临床生化检查,不难鉴别。

四、石骨症

石骨症(osteopetrosis)又称 Albers-Schönberg 病、大理石骨等,是一种罕见的遗传性疾病。

【病因病理】

病因尚不完全明确。本病分为两型,轻型,常染色体显性遗传;重型,常染色体隐性遗传。本病是由于基因缺陷导致破骨细胞生成减少,并且破骨细胞对骨溶解吸收不良,导致钙化的软骨与骨样组织不能被正常的骨组织替代。但成骨正常,所以骨量增加,骨皮质增厚,新生骨堆积于骨外膜下,骨密度增高,形似大理石。

【临床表现】

轻型,青春期后发病,症状轻或无自觉症状,多为 X 线检查时偶然发现。

重型,婴幼儿期发病,智力低下,生长停滞,肝、脾、淋巴结肿大,患儿数年内多因为贫血、出血、感染死亡。

【X线表现】

全身几乎所有骨骼均匀广泛的增生硬化。长骨干骺端出现更致密的横行条纹。四肢骨虽然密度对称性增高,皮髓界限消失,但外形正常。椎体上、下终板明显硬化且增宽,然而中央密度低,呈"三明治"样表现(图2-12)。颅底硬化较其余颅骨更显著。肋骨、肩胛骨和短状骨在骨内可有一雏形小骨,称为骨中骨,为本病特征之一。髂骨翼可有同心圆样致密带分布。

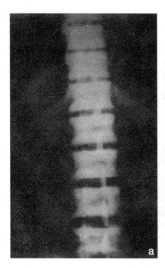
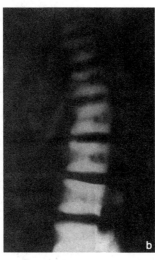
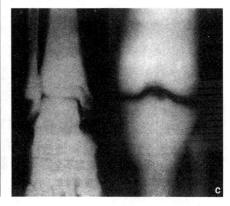

图 2-12 石骨症 X 线表现

a、b. 脊柱正侧位:椎体上、下终板明显增厚、硬化,呈"三明治"样表现;c. 四肢骨对称性的密度增高,皮髓界限消失,外形却无异常变化

【诊断与鉴别诊断】

本病具有典型的 X 线特征,诊断不难。应与其他以骨硬化为表现的疾病相鉴别。如骨斑点症、蜡油骨病、纹状骨病等,这些骨病骨硬化相对局限,病变范围不如石骨症,而且脊椎也很少受累。

复习思考题

1. 先天性畸形的发病原因是什么?
2. 先天性多指畸形的分型。
3. 先天性髋关节脱位的影像学表现是什么?
4. 先天性马蹄内翻足的病理改变。
5. 脊柱侧弯的测量方法及具体内容。
6. 成骨不全综合征的影像学表现。
7. 软骨发育不全的影像学表现。

(朱维杰)

第三章 骨与关节创伤

学习要点

1. 骨折和脱位的定义、骨折的愈合过程、骨折的影像学检查、骨折延迟愈合不愈合和骨骺损伤的 X 线基本表现。

2. 四肢骨折的影像学表现、脊柱骨折的影像学表现、骨盆骨折的影像学表现。

3. 肩关节、肘关节、腕关节和髋关节脱位影像学表现。

4. 椎间盘突出、膝关节韧带和半月板损伤的影像学表现。

第一节 概　述

骨折的定义：骨的完整性破坏或连接性中断称为骨折。

一、病因

（一）暴力作用

1. 直接暴力　暴力的直接作用导致骨折。如：小腿胫前被重物直接撞击后，胫腓骨骨干在被撞击的部位发生粉碎骨折。

2. 间接暴力　暴力通过杠杆、传导、扭转作用或肌肉收缩使机体受力部位发生骨折。如：老年人走路滑倒时，手掌撑地，由于上肢与地面成角，暴力向上传导，发生桡骨远端骨折。跌倒时胫骨结节着地，股四头肌肉突然猛烈收缩，可发生髌骨骨折。

（二）积累性劳损

长期、反复的直接或间接外力集中作用于骨骼的某一点使之发生骨折。如：长距离行军或长跑运动后发生第 2 跖骨颈部和胫骨干上 1/3 的疲劳性骨折。骨折无移位，但愈合慢。

（三）骨骼疾病

骨骼本身已有病变，受到轻微外力时即发生骨折，称病理性骨折。如：严重骨质疏松症、骨肿瘤、脆骨病等病变骨骼发生的骨折。

二、分类和移位

（一）依据骨折的程度及形态分为

1. 完全骨折　骨的完整性或连续性完全破坏或中断。根据在 X 线片上骨折线的形态（图 3-1）可分为：

（1）横形骨折：骨折线横行，几乎与骨干纵轴垂直。

（2）斜形骨折：骨折线与骨干纵轴有一定的角度，不垂直。

（3）螺旋形骨折：骨折线呈螺旋形。

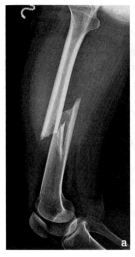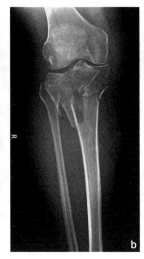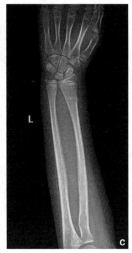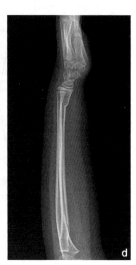

图 3-1 骨折分类

a、b. 完全骨折；c、d. 不完全骨折（青枝骨折正侧位）

以上骨折类型多见于四肢长、短管状骨。

（4）粉碎性骨折：骨折碎块呈三块或以上。如：长管状骨骨端或关节内骨折，骨折线可呈"T"形或"Y"形。

（5）嵌插骨折：骨折后，骨皮质嵌插入骨松质内，多见于桡骨远端、肱骨外科颈、股骨粗隆等处的骨折。

（6）压缩骨折：骨折处因压缩而变形，多见于胫骨髁、椎骨、跟骨等处的骨折。

（7）凹陷骨折：骨折片向内凹陷，多见于脑颅骨。

（8）撕脱骨折：由于肌肉突然收缩或韧带紧张导致附着点处的骨折，多见于肱骨内、外上髁、尺骨鹰嘴等。

（9）骨骺损伤：外伤造成骨骺损伤，包括骨骺分离和骨骺软骨损伤。多发生在骨骺未闭的青少年。

2. 不完全骨折　骨的完整性或连续性仅有部分破坏或中断。

（1）裂纹骨折：骨折线像瓷器上的裂纹，无移位，多见于颅骨、髂骨、股骨颈等处的骨折。

（2）青枝骨折：骨折与青嫩的树枝被折断时的情形相似，只表现为一侧皮质皱缩，长骨弯曲变形，多见于儿童和青少年。

（二）骨折端的移位

大多数骨折均有不同程度的移位（图 3-2）。原因：暴力的大小、作用方向及性质；骨折远侧端肢体的重量；肌肉牵拉力；不恰当的搬运及治疗。

1. 成角移位　两骨折端之纵轴线交叉成角，角顶的凸向即为成角方向，如向前、向后、向内或向外成角。

2. 分离移位　两骨折端在同一纵轴上互相分离。

3. 缩短移位　两骨折端互相重叠或嵌插，使其缩短。

4. 侧方移位　四肢以近躯干骨折端为基准，以远躯干端的移位方向确定为向前、向后、向内或向外侧方移位。脊柱以远位端为基准，以近位端的移位方向确定为向前、向后、向侧方移位。

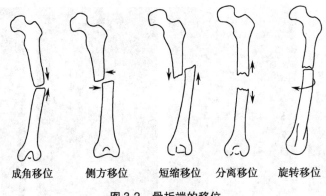

成角移位　　侧方移位　　短缩移位　　分离移位　　旋转移位

图 3-2　骨折端的移位

5. 旋转移位　骨折端围绕骨之纵轴发生旋转。

三、临床表现

（一）骨折的一般表现

1. 疼痛与压痛　骨折均有疼痛,移动患肢时加剧。骨折处触诊有局限性压痛。

2. 局部肿胀与瘀斑　骨折时,骨髓、骨膜及周围软组织的血管破裂出血,在闭合性骨折周围形成血肿,软组织亦因挫伤而发生水肿,患肢显著肿胀,可产生张力性水疱。

3. 功能障碍　骨折后,肢体部分或全部丧失运动功能。注意嵌插骨折及裂纹骨折等不完全骨折仍可保留大部分运动功能。

仅有以上表现不能作为诊断骨折的依据,因其也可见于软组织损伤及炎症。

（二）骨折的专有体征

1. 畸形　骨折端移位致使受伤部位失去正常形态,主要表现为短缩、成角、旋转畸形。

2. 反常活动　外伤后,在肢体没有关节的部位出现异常的关节样活动。

3. 骨擦音或骨擦感　骨折端互相摩擦时,可听到骨擦音或触及骨擦感。骨折端间有软组织嵌入时,可以听不到骨擦音或不能触及骨擦感。

以上三种体征只要出现其中一种,即可诊断为骨折。未见此三种体征时,也不排除骨折。如:嵌插骨折、裂纹骨折,可不出现上述体征。

四、骨折的影像学检查

（一）骨折的 X 线检查

骨折患者首选 X 线检查,X 线摄片能显示物理检查难以发现的损伤而且可以确定骨折的类型和移位,如不完全骨折,体内深部骨折等。X 线片需摄正、侧位,甚至轴位、斜位,并包括邻近关节,必要时应拍摄特殊位置或健侧对应部位的 X 线片。骨折线是骨折的直接征象,一般可表现为锐利的透明线。如果是嵌插骨折,可出现带状或线状密度增高影。青枝骨折或不完全骨折可见骨皮质皱缩、成角、凹陷或裂痕。

（二）CT 和 MRI

X 线摄片检查是骨折不可缺少的检查,但由于其局限性,有些部位的损伤普通 X 线片难以确诊,需要 CT 和 MRI 的检查才能明确骨折的具体情况。例如脊柱骨折通过 MRI 或 CT 检查可明确脊髓损伤、骨块移位情况;CT 检查可明确髋臼骨折的骨折块移位情况。

五、骨折愈合过程

骨折的愈合是一个复杂的组织学和生物化学变化过程。一般骨折的愈合分为三个阶段（图3-3），这三个阶段是相互交织进行的，不能完全截然分开。

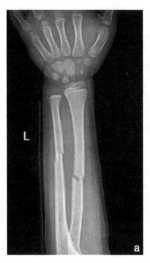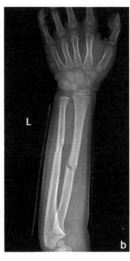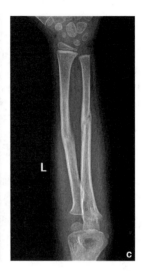

图 3-3　骨折愈合过程
a. 血肿机化期；b. 原始骨痂形成期；c. 连续性骨痂通过骨折线

1. **血肿机化演进期**　骨折后，髓腔、骨膜下、周围软组织大量出血，形成血肿。由于血供中断，骨折端发生几毫米的骨坏死。伤后6~8小时，血肿形成凝血块，并和损伤坏死的软组织引起局部无菌性炎症反应，吞噬细胞、新生的毛细血管、成纤维细胞侵入血肿，血肿收缩，进一步演化成纤维组织。此过程大约在骨折后2周完成。

2. **原始骨痂形成期**　内、外骨膜内层的成骨细胞开始增殖、分化，形成骨样组织，逐渐钙化形成新的网状骨（即膜内化骨），两者紧贴在断端骨皮质内、外面，逐渐向骨折处汇合，形成两个棱形骨痂，将两断端的骨密质和其间由血肿机化来的纤维组织夹在中间，形成内骨痂和外骨痂。骨折端间及髓腔内的纤维组织亦逐渐转化为软骨组织并随着软骨细胞的增生、钙化而骨化，称为软骨内化骨，在骨折处形成环状骨痂和髓腔内骨痂。两部分骨痂汇合后，不断钙化加强，当其能达到抵抗肌收缩力、剪力和旋转力时，则说明骨折已达到临床愈合。此阶段一般需要4~8周。X线片上可见骨折周围有棱形骨痂阴影（一般在骨折3周左右），骨折线仍隐约可见。

内膜化骨和软骨内化骨的相邻部分是互相交叉的，前者的发展过程较后者迅速，故临床上应防止产生较大的血肿，减少软骨内化骨范围，使骨折能较快愈合。骨性骨痂只要经膜内化骨形成，并以骨外膜为主，任何对骨外膜的损伤均对骨折愈合不利。

3. **骨痂改造塑形期**　原始骨痂为排列不规则的骨小梁所组成，尚欠牢固。随着肢体的活动和负重，在应力轴线上的骨痂，不断地得到加强和改造，骨小梁的排列逐渐规则和致密。在应力轴线以外的骨痂，逐步被清除。使原始骨痂逐渐被改造成为永久骨痂，后者具有正常的骨结构。骨髓腔亦再沟通，恢复骨之原形。这一过程需8~12周，甚至终身进行。

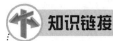

> **骨折愈合的临床标准**
>
> 局部标准:局部无反常活动,无压痛及纵向叩击痛;
>
> 影像学标准:X线片显示骨折线模糊,有连续性骨痂通过骨折线;
>
> 功能标准:外固定解除后能满足以下要求:上肢能向前平举1kg重量达1分钟;下肢能不扶拐在平地连续步行3分钟,并不少于30步;连续观察2周骨折处不变形。
>
> 功能标准的测定必须慎重,以不损伤骨痂和发生再骨折为原则。
>
> **骨折愈合的骨性标准**
>
> 符合以上临床标准;
>
> X线片:骨折断端有连续性骨小梁通过骨折线。

六、骨折延迟愈合和不愈合

骨折后损伤严重、治疗不当、血运障碍、断端分离、合并感染等原因影响患者的正常愈合过程,导致骨折延迟愈合和不愈合。

延迟愈合是指骨折超过正常愈合时间还没有愈合,经适当处理后仍有愈合可能。X线表现为骨折端明显骨质疏松,边缘模糊,可有囊性变现象,骨折线增宽,骨痂少或无,但是断端无硬化现象。

不愈合是指骨折愈合功能停滞,骨折端已经被成熟纤维结缔组织充填,不能自然修复完成愈合过程,需要手术处理。X线表现为骨折断端萎缩、吸收、硬化、髓腔闭塞,骨折端周围无新生骨痂。骨折间隙明显变宽,假关节形成。

七、骨折的并发症和后遗症

(一) 早期并发症和合并症

1. 休克　严重创伤、骨折引起大出血和(或)重要的脏器损伤导致创伤性休克。

2. 血管、神经损伤　伸直型肱骨髁上骨折容易合并肱动脉损伤。颈、胸段骨折、脱位时,损伤脊髓可造成不同程度的瘫痪。肱骨干骨折容易损伤桡神经。

3. 感染　开放性骨折容易发生化脓性感染和厌氧菌感染。急性感染后一般18～24小时即可观察到细菌生长繁殖。也有生长缓慢的细菌数日或数周后才生长繁殖。

4. 深静脉血栓形成　下肢骨折后,病人长期制动,静脉血回流缓慢,创伤后血液处于高凝状态,容易形成血栓,脱落后形成肺动脉栓塞。

5. 脂肪栓塞综合征　骨折时髓腔内血肿导致髓内压上升,脂肪滴进入破裂的静脉和静脉窦,随血液循环进入各个组织器官,引起肺、脑毛细血管栓塞,产生相应的症状。

6. 骨筋膜室综合征　最常发生于小腿和前臂掌侧。骨筋膜室内的肌肉和神经因急性缺血而出现的疼痛、被动牵拉痛、苍白或发绀、麻木和无脉的临床表现。晚期可以导致肌肉和神经坏死,发生 Volkmann 挛缩。

(二) 晚期并发症和合并症

1. 褥疮　老年人下肢骨折、截瘫和严重外伤的病人,长期卧床,骨隆突部位局部软组织受压容易形成褥疮。应让病人定时翻身、按摩,正确护理。

2. 坠积性肺炎和泌尿系感染　老年人、慢性呼吸道疾病的患者,长期卧床容易发生坠积性肺炎。鼓励病人及时咳痰,尽早下地活动。男性老年病人下肢骨折,长期卧床,排尿不尽,也易导致泌尿系感染。

3. 反射性交感神经性骨营养不良　常发生在手足部位,损伤致局部痛性骨质疏松。表现为疼痛、肿胀和关节活动受限。尽早功能锻炼、理疗、封闭等可以缓解。

4. 创伤性关节炎　创伤致关节表面的软骨磨损剥脱,引起创伤性关节炎。

5. 骨化性肌炎　骨折损伤严重、反复复位、关节骨化中心附近局部骨膜下血肿机化并致使附近的软组织广泛骨化,影响肢体功能。最好发于肘关节。

6. 关节僵硬　患肢长期固定或没有正确功能锻炼,使关节内外组织发生粘连,关节囊挛缩,关节活动障碍称为关节僵硬。

7. 缺血性骨坏死　骨折后,骨折端血供障碍导致缺血坏死。如:股骨颈骨折导致的股骨头坏死。

八、骨骺损伤

骨骺损伤是骨干和骨骺闭合之前骨骺部位发生的创伤。儿童和青少年,骨骺软骨都是承受应力的薄弱地带。骺板是儿童骨折致残危险区,骺板骨折常引起肢体畸形。组织学上,骺板自骨骺向干骺端排列的细胞大致可分为四层:生发细胞层、增殖细胞层、肥大细胞层和退化细胞层。肥大细胞层内细胞体积增大,软骨基质明显减少,坚韧度最差,骺板骨折线常穿过此层,有些骨折线可伸入骺板其他层或伸达干骺端及骨骺。6%~18% 的儿童肢体骨折为骺板骨折,其中 80% 的骺板骨折发生于 10~16 岁。骨骺与干骺血运,除髋关节外,由动脉分别提供,单纯骺板骨折一般不影响干骺与骨骺的供血,骨愈合良好。如果损伤生发层细胞或骨骺干骺对位不良,可导致骨骺早闭。

儿童骨骺部位的骨折分为七型,由 Salter 与 Harris 提出(I ~ V 型),Rang(Ⅵ)和 Ogden(Ⅶ)(图 3-4)扩充。

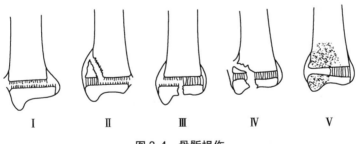

图 3-4　骨骺损伤

Ⅰ型:骨折线仅穿经骺板软骨。约占骺板骨折 5%,预后良好。由于软骨骨折 X 线不能显示,无移位时诊断困难(新生儿骨骺尚未骨化,诊断更为困难,常于数日后出现骨膜反应才注意到),X 线表现为骺板间隙较对侧增宽,骺板成角变形。

Ⅱ型:骨折线穿经骺板,再向干骺延伸,干骺端骨片大小不一。较常见,占骺板骨折的 75%,一般预后良好。膝及踝可致骺早闭。

Ⅲ型:骨折线穿经骨骺达骺板软骨,但不累及干骺。较少见,约占 8%,整复良好预后佳,生长停止罕见。可无移位,X 线难查出,须多方位投照。如有移位,须妥善整复,否则以后关节面不整,易发生关节病。

Ⅳ型:骨折线自干骺穿过骺板进入骨骺,最易造成骺早闭和成角畸形。占骺板骨折的

12%,常见于肘关节和远端胫骨。

Ⅴ型:骺板全部或部分压缩,预后极差。罕见,约占骺板损伤 1%以下。早期诊断困难,X 线表现为骺板软骨变窄;晚期发生骺早闭,肢体短,锥状骨骺或成角畸形。

Ⅵ型:骺板边缘 Ranvier 区的损伤,可形成骨桥和成角畸形。

Ⅶ型:骨折线经骺软骨或骺骨化中心。骨骺撕脱骨折是骺板骨折的一种特殊形式,多见于非持重骺板软骨,如肘关节内、外髁撕脱骨折,尺骨鹰嘴骨折、坐骨结节骨折。

第二节　骨　折

一、上肢骨折

锁　骨　骨　折

锁骨骨折儿童最为多见,约50%发生于7岁以下儿童。儿童锁骨骨折多为青枝骨折,成人多为斜形、粉碎骨折。锁骨发生开放性骨折的机会较少。

【病因】

摔伤是锁骨骨折的主要原因,受伤机制是侧方摔倒,肩部着地,外力传导至锁骨,发生斜形骨折;也可因手或肘部着地,暴力经肩部传导至锁骨,发生斜形骨折或横形骨折。直接暴力常由胸上方撞击锁骨,导致粉碎性骨折。若暴力较大,骨折移位明显,可引起臂丛神经及锁骨下血管损伤。

【临床表现】

骨折后出现疼痛、肿胀、瘀斑,肩关节活动时,会使疼痛加重。病人常头部向患侧偏斜来减轻胸锁乳突肌牵拉骨折端活动所导致疼痛,并用健手拖住肘部,减少肩部重力和活动引起的骨折端移动所导致的疼痛。触诊检查时,可触及骨折端,有局限性压痛,有骨摩擦感。

【影像学表现和分型】

一般需要拍摄前后位 X 线片,拍摄范围应包括锁骨全长、肩胛带和上肺野、肱骨上 1/3。在无移位或儿童的青枝骨折时单靠物理检查有时难以作出正确诊断,应拍摄上胸部的正位 X 线照片辅助诊断。外 1/3 骨折时,有时需要加拍向头倾斜40°位 X 线片。或拍双肩应力位片(患者直立,双腕各悬 10 磅重物,放松上肢肌肉,再拍摄双肩正位片)。锁骨骨折根据部位(图 3-5)分为:

1. 中 1/3 锁骨骨折　最为多见,约占锁骨骨折总数的 75%~80%。近侧端由于胸锁乳突肌的牵拉,可向上、后移位,远折端则由于上肢的重力作用及胸大肌上分肌束的牵拉,骨折远折端向前、下移位,并有重叠移位。

2. 外 1/3 锁骨骨折　较为少见,约占锁骨骨折总数的 12%~15%。锁骨外端骨折常因肩部的重力作用,使骨折远端向下移位,近端则向上移位,移位程度较大者,应怀疑喙锁韧带损伤。

3. 内 1/3 锁骨骨折　最为少见,约占锁骨骨折总数的 5%~6%。

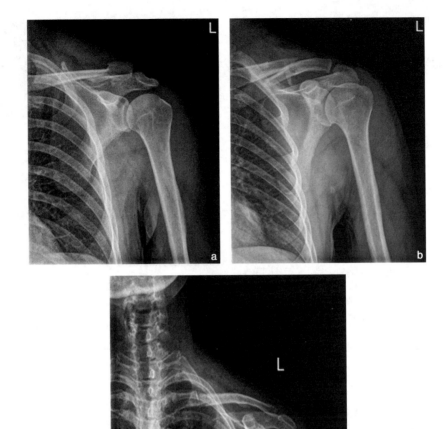

图 3-5　锁骨骨折
a. 锁骨外 1/3 骨折；b. 锁骨中 1/3 骨折；c. 锁骨内 1/3 骨折

肩胛骨骨折

　　肩胛骨骨折较少见，占全身骨折的 0.4%~1%。肩胛骨内侧缘、外侧缘和肩胛冈是放置内固定物的重要部位，这三条骨脊称为"三柱"。正常成年人中肩胛盂约 75% 有 7°(2°~12°)的后倾角，约 25% 有 2°~4° 的前倾角。肩胛骨的前方有肩部血管神经丛；外侧缘三边孔、四边孔，孔内有旋肩胛动脉、腋神经、旋肱后动脉通过；肩峰下有肩胛上神经血管。骨折移位或手术时极易损伤。

　　【病因】

　　多因高能量直接暴力所致，76%~100% 易合并其他部位损伤。喙突骨折往往由于肱二头肌短头和喙肱肌的强烈收缩导致。肩胛盂部位骨折主要由于前臂的传导暴力撞击所致。肩胛盂的前后缘和下缘的骨折也可以因肱三头肌或周围软组织牵拉引起。

　　【临床表现】

　　外伤史，患侧肩部疼痛、肿胀、患臂上举、外展活动受限。被动活动和主动活动均因疼痛

45

而受限。如果是肩胛冈骨折可出现皮下瘀斑。

【影像学表现和分型】

肩关节前后位和切线位像为常规检查方法。但首次 X 线检查的漏诊、误诊率非常高。CT 和 CT 的三维成像能清晰显示骨折与骨折块的移位。诊断准确率优于 X 线。对于复杂的肩胛骨骨折，特别是需要手术的类型，尤其是涉及肩胛盂、肩胛颈的骨折，三维 CT 重建对治疗参考非常重要。肩胛骨骨折(图 3-6)的分类较多，均以放射学为基础。

肩胛盂骨折只占肩胛骨骨折的 0.4%~1%，占肩胛骨骨折的 10%。肩胛盂骨折为关节内骨折，对于关节面移位较大的骨折，手术切开复位内固定可减少创伤后肩关节炎的发生。

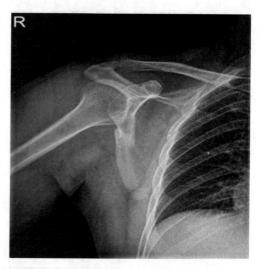

图 3-6 肩胛骨骨折(肩胛骨外侧柱骨折)

 知识拓展

根据 Ideberg(1984 年)肩胛盂骨折分类可分为六种类型：

Ⅰ型：肩胛盂前缘或前下缘骨折，占肩胛盂骨折的 83%。

Ⅱ型：肩胛盂下缘包括部分肩胛颈峰部骨折，占肩胛盂骨折的 2%~3%。

Ⅲ型：肩胛盂上部骨折，骨折线斜向内上达到喙突基底，约占 2%~3%。

Ⅳ型：肩胛盂上部的水平方向骨折，自肩胛盂经肩胛盂颈水平延伸到达肩胛骨内缘，约占 5%。

Ⅴ型：在第Ⅳ型基础上合并肩胛盂下部和肩胛盂颈部骨折，约占 4%。

Ⅵ型：肩胛盂后缘骨折，常常是盂肱关节后脱位的合并骨折。

肱 骨 骨 折

肱骨外科颈骨折

发生在肱骨大结节、小结节移行为肱骨干的交界部位，是松质骨和密质骨的交接处，位于解剖颈下 2~3cm。较为多见，肱骨外科颈骨折占肩部骨折的 11%。

【病因】

间接暴力作用是外科颈骨折的主要原因。跌倒时用手掌着地，暴力自下而上传递，身体前倾或侧方倒地，若患肢处于外展位时，即发生外展型骨折。当跌倒时手掌或肘部着地，暴力沿上肢向上传导，撞击肩部同时使身体向前方倾倒，引起内收型骨折。粉碎型骨折常发生于强大暴力作用或骨质疏松病人。当暴力由手掌、前臂、肘、肱骨传达到肩胛盂及肩峰下时，由肩峰的阻挡和身体的重力作用，即发生粉碎型骨折。

【临床表现】

有明确的外伤史，患者肩部疼痛明显，主动和被动活动均受限。肩部肿胀压痛，活动患肢时有骨擦感。患者用健侧手托着肘部，患肢紧贴胸壁，且怕别人接触伤部。

【影像学表现和分型】

骨折的确诊和准确分型依赖于影像学检查。根据移位方向分类(图 3-7)。

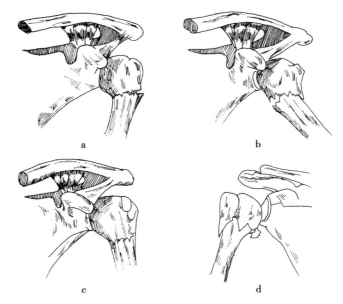

图 3-7　肱骨外科颈骨折
a. 无移位骨折；b. 外展型；c. 内收型；d. 粉碎型

无移位骨折：无移位的肱骨外科颈骨折有两种情况，①裂纹骨折，②嵌插骨折。

外展型骨折：X 线照片可证实骨折的存在及移位情况。常见到骨折近端呈内收位，肱骨大结节与肩峰的间隙增宽，肱骨头旋转；远折端肱骨的外侧骨皮质插入远端髓腔，呈外展位成角畸形；也可能远折端向内、上移位而呈重叠移位。无论哪种移位，均可能合并向内、向前的侧方移位和成角畸形。

内收型骨折：X 线照片可见骨折远折端位于肱骨头的外侧，大结节与肩峰的间隙变小，肱骨头有旋转，可产生向前、外方的成角畸形或侧方移位。

粉碎型骨折：X 线片可发现骨折块的数量、大小、位置等。可有以下几种情况：①外科颈骨折合并大结节或小结节骨折；②外科颈骨折合并肱骨头碎裂骨折；③外科颈骨折合并肱骨头脱位；④外科颈骨折断端有碎裂骨片。

 知识拓展

肱骨外科颈骨折的分类方法很多，根据 Neer（1970 年，Neer 分类的标准是：相邻骨折块移位大于1cm，成角大于 45°）的分类法基本能反映临床情况。

Ⅰ型　单一外科颈骨折，或合并有大结节无移位或移位较小的骨折，骨折稳定，称"一部分骨折"。

Ⅱ型　外科颈骨折和大结节撕脱骨折，称为"二部分骨折"。

Ⅲ型　在第二型的基础上，合并有解剖颈骨折或小结节骨折，称为"三部分骨折"。

Ⅳ型　在第二型的基础上，合并大结节和小结节同时骨折，称为"四部分骨折"。

Ⅴ型　骨折脱位，肱骨近端骨折合并肱骨头脱位。

Ⅵ型　肱骨头劈裂骨折。肱骨近端骨折、移位和脱位，还加上肱骨头骨折或肩胛盂关节面塌陷。

肱骨干骨折

肱骨外髁颈下 1～2cm 至肱骨髁上 2cm 以内的骨折称为肱骨干骨折。肱骨干上半部呈圆柱形，下半部呈三棱柱形，分为前缘、内侧缘和外侧缘。在内侧缘的中部有一滋养孔。在肱骨干中下 1/3 段后外侧有桡神经沟,由臂丛神经后束发出的桡神经经内后方紧贴骨面,斜向外前方进入前臂,该处骨折容易发生桡神经损伤。

【病因】

直接暴力是最常见的原因,常由外侧打击肱骨干中份,致横形或粉碎性骨折。肱骨干上、中 1/3 更为常见。间接暴力常由于手部着地或肘部着地,力向上传导,加上身体倾倒所产生的剪式应力,导致中下 1/3 骨折。有时因投掷运动或"掰腕",也可导致中下 1/3 骨折,多为斜形或螺旋形骨折。

【临床表现】

明确的外伤史。上臂出现疼痛,肿胀,畸形,皮下瘀斑,上肢活动障碍。检查可发现反常活动,骨摩擦感,骨传导音减弱或消失。若合并桡神经损伤,可出现垂腕,各手指掌指关节不能背伸,拇指不能伸,手背桡侧两个半指皮肤的感觉减退或消失。

无论骨折发生在哪一段,由于肢体的重力作用或不恰当的外固定物的重量,可引起骨折端分离移位,从而导致延迟愈合或不愈合。

【影像学表现和分型】

X 线照片可确定骨折的类型、移位方向。骨折端的移位取决于外力作用的大小、方向、骨折的部位和肌肉牵拉方向等。按部位分型,可分为(图 3-8):

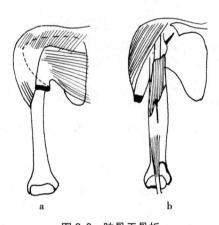

图 3-8　肱骨干骨折
a. 三角肌止点以上;b. 三角肌止点以下

在三角肌止点以上的骨折,近折端受胸大肌、背阔肌、大圆肌的牵拉而向内、向前移位,远折端因三角肌、喙肱肌、肱二头肌、肱三头肌的牵拉而向外、向近端移位。

位于三角肌止点以下的骨折,近折端由于三角肌的牵拉而向前、外移位;远折端因肱二头肌、肱三头肌的牵拉而向近端移位。

肱骨干下 1/3 骨折,骨折的移位方向与暴力作用的方向、前臂和肘关节所处的位置有关,大多数有成角、短缩及旋转畸形。

肱骨髁上骨折

肱骨干轴线与肱骨髁轴线之间有 $30° \sim 50°$ 的前倾角,是容易发生肱骨髁上骨折的解剖因素。是指肱骨干与肱骨髁的交界处发生的骨折,属关节外骨折。肱骨髁上骨折最常见于 5~8 岁的儿童,约占全部肘部骨折的 50%~60%。在儿童期,肱骨下端有骨骺,若骨折线穿过骺板,有可能影响骨骺的发育,因而常出现肘内翻或外翻畸形。

【病因】

多为间接暴力引起。当跌倒时,肘关节处于伸直位或半屈曲位,手心着地,暴力经前臂向上传递至肱骨下端,身体向前倾,由上向下产生剪式应力,使肱骨干与肱骨髁交界处发生骨折,把肱骨推向后方。或者跌倒时,肘关节处于屈曲位,尺骨鹰嘴撞击地面致伤。暴力经肱尺关节向上传递至髁部,造成髁上屈曲型骨折。

【临床表现】

儿童手着地受伤史,肘部出现疼痛、肿胀、皮下瘀斑,肘部向后突出并处于半屈位,呈"靴状畸形"。检查局部明显压痛,有骨摩擦感及异常活动,肘前方可扪到骨折断端,肘后三角关系正常。

【影像学表现和分型】

肘部正、侧位X线照片可以确定骨折的存在,判断骨折远端向前移位情况。

1. **伸直型** 最多见,约占90%以上,多为间接暴力引起。骨折线由前下斜向后上,远折端向后移,近折端向前下方移位,前侧骨膜断裂,后面近侧骨膜剥离(图3-9)。根据侧方受力不同,可分为尺偏型和桡偏型。

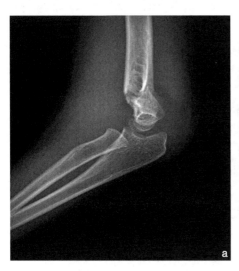
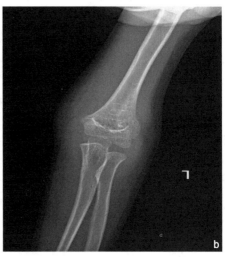

图3-9 肱骨髁上骨折

a. 正位片;b. 侧位片

尺偏型骨折:约占伸直型肱骨髁上骨折的75%。外侧骨膜断裂,内侧骨膜完整,骨折远端向尺侧移位。由于尺侧骨皮质遭受挤压而产生塌陷,再加上肢体的自身重量作用,复位后远折端容易内旋并向尺侧移位,造成内翻位愈合。肘内翻畸形发生率最高。

桡偏型骨折:约占伸直型肱骨髁上骨折的25%。内侧骨膜断裂,外侧骨膜完整,骨折远端向桡侧移位,不易出现肘内翻畸形。骨折侧方移位严重时可损伤桡神经或尺神经,但多为挫伤,预后较好。

 知识拓展

Gartland依据骨折块移位程度,将伸直型骨折细分为3型:

Ⅰ型:骨折无移位。

Ⅱ型:仅一侧皮质断裂,通常后侧皮质保持完整,骨折断端有成角畸形。

Ⅲ型:前后侧皮质均断裂,骨折断端完全移位。

2. **屈曲型** 较少见,多由间接暴力引起。骨折线多由后下斜向前上,骨折远端向前向上移位。血管神经损伤较少见。

3. **粉碎型** 多见于老年人。都属于髁间骨折,按骨折线形状可分为T形、Y形和粉碎型。

肱骨内上髁骨折

肱骨内上髁骨折主要是指肱骨内上髁骨骺撕脱的一类损伤,多发生于7~15岁的儿童,常常是一个骨骺分离。

【病因】

儿童由于撕脱骨折或肘关节脱位合并内上髁骨折。成人往往由于直接暴力导致。内上髁的后方尺神经沟内,尺神经走行其中,发生骨折易导致尺神经损伤。

【临床表现】

常见于儿童及青少年,有明显的外伤史。内上髁区域肿胀、甚至皮下淤血,有明显的触痛和骨擦感。肘关节、腕关节伸屈活动及前臂的旋转加重疼痛。注意有无尺神经损伤。

【影像学表现和分型】

X 线正侧位片即可确定骨折类型。对于青少年患者,应将内上髁骨折和正常骨化中心相鉴别,可拍摄健侧肘部 X 线协助诊断。必要时 CT、MRI 检查确诊。

根据骨折移位程度,可分为四型:

Ⅰ型:裂纹骨折或骨折轻度移位,骨膜尚未完全断离。

Ⅱ型:骨折块向下、向前旋转,达肘关节间隙水平。

Ⅲ型:内上髁撕脱和完全旋转,骨折折块嵌入关节间隙内。

Ⅳ型:肘关节向后或后外侧脱位,撕脱的骨折块嵌在关节间隙内。

肱骨远端全骨骺分离

肱骨远端多发生于 1~6 岁的学龄前儿童。肱骨远端骨骺包括内、外上髁,肱骨小头和滑车四个骨骺。肱骨远端全骺分离是指肱骨下端骨骺线水平、肱骨小头和肱骨滑车骨骺与肱骨干在水平轴上的分离,是一种关节内的骨骺损伤。

【病因】

损伤机制和肱骨髁上骨折相同。

【临床表现】

有明显的外伤史。肘部肿胀、疼痛,肱骨远端压痛。

【影像学表现和分型】

X 线表现为分离的肱骨远端骨骺与尺桡骨近端一起向一个方向移位。桡骨近端的纵轴线总是通过肱骨小头骨骺中心,且伴有肱骨干骺骨块游离。此时只有肱骨小头骨骺出现,所以以肱骨小头的位置作为 X 线诊断的主要依据。

根据 Salter-Harris 分型,可分为两型。

Ⅰ型:骨折线自外侧缘经过生长板与干骺端相连接的部位到达内侧,导致生长板以下骨骺的分离移位。多见于 2 岁以下的婴幼儿。

Ⅱ型:对见于 3 岁以上儿童。又分为两个亚型。

ⅡA 型为骨折线自外侧缘横行至鹰嘴窝内侧部,再转向上方,导致干骺端内侧有骨块伴向内移位,该骨块多呈三角形,称"角征"。临床常见,是肱骨远端全骨骺分离的典型 X 线表现。

ⅡB 型是骨折线自内侧缘横行至鹰嘴窝外侧转向上方,在干骺端外侧有薄饼样骨折片,称"板征"。较少见。

尺桡骨骨折

前臂骨由尺骨和桡骨组成。尺骨近端的鹰嘴窝与肱骨滑车构成肱尺关节;桡骨小头与肱骨小头构成肱桡关节;尺桡骨近端相互构成上尺桡关节。尺骨下端为尺骨小头,借助三角软骨与腕骨近侧列形成关节;桡骨下端膨大,与尺骨小头一起,与近侧列腕骨形成桡腕关节;桡尺骨下端又相互构成下尺桡关节。

【病因】

尺、桡骨骨折可由直接暴力、传导暴力、扭转暴力引起(图 3-10)。有时导致骨折的暴力因素复杂,难以分析其确切的暴力因素。

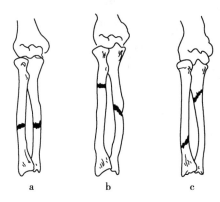

图 3-10　尺桡骨干双骨折
a. 直接暴力;b. 传导暴力;c. 扭转暴力

直接暴力:多由于机器或车轮的直接压榨、重物打击和刀砍伤,导致同一平面的横形或粉碎性骨折。由于暴力的直接作用,多伴有不同程度的软组织损伤,包括肌腱、肌肉断裂和神经血管损伤等。单纯桡骨或尺骨干骨折,往往是由暴力打击所致。

传导暴力:跌倒时手掌着地,暴力通过腕关节向上传导,由于桡骨负重多于尺骨,暴力作用首先使桡骨上端骨折,若残余暴力比较强大,则通过骨间膜向内下方传导,引起低位尺骨斜形骨折。

扭转暴力:跌倒时手掌着地,前臂发生旋转,导致不同平面的尺、桡骨螺旋形骨折或斜形骨折。多导致高位尺骨骨折和低位桡骨骨折。

【临床表现】

明确的外伤史。前臂出现肿胀、疼痛、畸形和功能障碍。检查可发现骨摩擦感及异常活动,骨传导音减弱或消失。

【影像检查】

X 线照片检查应包括肘关节或腕关节,可发现骨折的准确部位、骨折类型及移位方向,以及是否合并有桡骨头脱位或尺骨小头脱位。

桡骨小头骨折

桡骨小头骨折成人多见,青少年少见。桡骨颈骨折多见于儿童,属于骨骺分离。

【病因】

多因为间接暴力导致。跌倒时,手掌着地,前臂旋前和肘关节伸直位,外力沿纵轴向上传导,导致肘部过度外翻,使得桡骨头外侧与肱骨小头发生撞击,出现桡骨头或颈部骨折。

【临床表现】

有外伤史。肘部疼痛、活动受限和功能障碍。由于是关节内骨折,肘关节肿胀。

【影像学表现和分型】

肘关节正侧位 X 线片即可明确诊断(图 3-11)。但是只出现肘前脂肪垫征,未见明显骨折,应拍摄桡骨头头位 X 线片检查或 CT 扫描重建确诊。临床常用 Manson 分型。

Ⅰ型:桡骨头骨折块较小或边缘骨折,无移位或轻度移位。

Ⅱ型:桡骨头边缘骨折,有移位。

Ⅲ型:桡骨头粉碎性骨折。

Ⅳ型:桡骨头粉碎骨折伴有肘关节脱位。

尺骨鹰嘴骨折

尺骨鹰嘴骨折较常见,多发生在成年人,占全身骨折的 1.17%,是波及到半月切迹的关节内骨折。

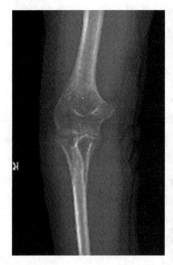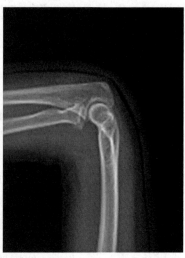

图 3-11　桡骨小头骨折

【病因】

多为间接暴力,摔倒时肘关节处于伸直位,外力传达至肘关节,肱三头肌牵拉而造成撕脱骨折,骨折线可能为横断或者斜行,两骨折端有分离。直接暴力少见,摔倒时肘关节伸直位着地,或直接打击到肘关节后,造成粉碎骨折,骨折端多无分离。

【临床表现】

无移位骨折,局部肿胀、压痛。有移位的骨折及合并脱位的骨折,肿胀范围较广泛。肘后方可触及到凹陷部、骨折块及骨擦音。肘关节功能丧失。

【影像学表现和分型】

X 线肘关节侧位像,无移位骨折在正位像上往往表现不出。双侧 X 线摄片对比,肘关节化骨中心在融合前有可能与骨折混淆,可疑骨折者应摄健侧对比(图 3-12)。以下介绍北京积水潭医院尺骨鹰嘴骨折分类。

无移位的骨折:骨折无移位,可包括粉碎、横断或斜行骨折。X 线片上显示骨折块分离小于 2mm 以下,肘关节有对抗重力活动,即伸肘功能的完整。

有移位的骨折:骨折端分离大于 3mm 以上,无对抗重力的伸肘活动。又分为以下几种。

Ⅰ度:撕脱骨折。多在肱三头肌腱止点处发生,骨折块较小,骨折线多为横形。

Ⅱ度:横断骨折或斜形骨折。斜形骨折的骨折线多从前上走向后下,有利于用螺丝钉固定。

Ⅲ度:粉碎骨折。多为直接外力所致,有时合并软组织开放伤。

Ⅳ度:合并肘关节脱位的尺骨鹰嘴骨折多见于肘关节前脱位,骨折线呈横行或短斜

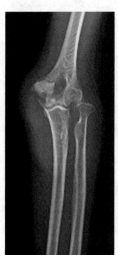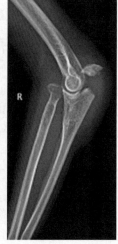

图 3-12　尺骨鹰嘴骨折合并桡骨头脱位

行,且多发生在尺骨冠状突水平而伴有明显移位。

孟氏骨折

尺骨近侧 1/3 骨干骨折可合并桡骨头脱位,称为孟氏骨折。是 Monteggia 于 1814 年首先提出并加以描述。

【病因】

间接暴力多见,直接暴力少见。跌倒时,手和前臂通常完全旋前,当手固定于地面时,身体的重力迫使上肢外旋,造成前臂的极度旋前,发生孟氏骨折。亦可因尺骨背侧的直接打击导致。跌倒时,手撑地,屈肘造成桡骨头脱位,肱尺关节完整,尺骨发生骨折。儿童肘内侧面直接打击也亦造成尺骨鹰嘴骨折。

【临床表现】

伤后肘部及前臂肿胀,骨折和脱位处压痛明显。检查时注意腕和手指感觉和运动功能,以确定是否因桡骨头向外脱位而合并桡神经挫伤。对儿童的尺骨上 1/3 骨折,必须仔细检查桡骨头是否同时脱位。

【影像学表现和分型】

X 线正侧位片,检查应包括前臂全长和上、下尺桡关节。根据受伤机制的分型(图 3-13)。

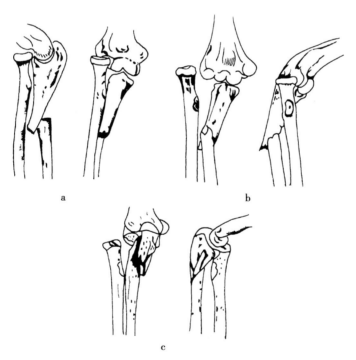

图 3-13　孟氏骨折
a. 伸直型;b. 屈曲型;c. 内收型

伸直型:常见于儿童,占 60%。肘关节伸直前臂旋后位跌倒,手掌着地,暴力传导所致。X 线表现为尺骨上端呈蝶形或斜形骨折,断端向前成角,尺骨近端偏向桡侧及掌侧,桡骨头向前外方脱位。

屈曲型:成人多见,占 15%。肘关节半屈位前臂旋前位跌倒,手掌着地时暴力向上传导所致。X 线表现为尺骨上端蝶形或斜形骨折,断端向后外方成角,桡骨头向后外方脱位。

内收型:幼儿多见,占 20%。跌倒时,前臂旋前,肘关节伸直,上肢略处于内收位。X 线表现为尺骨喙突下的纵行劈裂骨折,向外弯曲成角,桡骨小头向外脱位。

知识拓展

1967 年 Bado 孟氏骨折分类。

Ⅰ型:尺骨干任何水平的骨折,向前侧成角,合并桡骨头前脱位,约占 60%以上。

Ⅱ型:尺骨干骨折,向后侧(背侧)成角,桡骨头向后脱位,约占 15%。

Ⅲ型:儿童尺骨近端干骺端骨折,合并桡骨头前侧或外侧脱位,约占 20%。

盖氏骨折

桡骨干下 1/3 骨折合并下尺桡关节脱位,称为盖式骨折(Galeazzi)。较孟氏骨折更为多见,发生率高于孟氏骨折的 6 倍。

【病因】

可因暴力直接打击桡骨远 1/3 的背侧导致。或因跌倒时手撑地传导应力造成。还可见于机器绞压造成。

【临床表现】

与创伤程度有关,多为闭合骨折。移位较小的骨折仅有肿胀、疼痛和压痛。移位明显,桡骨出现短缩和成角,下尺桡关节局部压痛,尺骨头膨出。开放骨折乃是桡骨近端穿破皮肤,伤口较小。罕见血管神经损伤。

【影像学表现和分型】

通常骨折在桡骨中下 1/3 处,为横形或短斜形,多无严重粉碎。桡骨移位显著,则下尺桡关节完全脱位。在前后位 X 线片上,桡骨短缩,远侧尺桡关节间距减小,桡骨向尺骨靠拢。在侧位 X 线片上,桡骨向掌侧成角,尺骨向背侧突出。

Ⅰ型:均为儿童,桡骨干下端青枝骨折,合并尺骨下端骨骺分离。

Ⅱ型:最常见,桡骨干远端横断、螺旋或斜形骨折,短缩移位明显,下桡尺关节明显脱位。

Ⅲ型:多见于机器绞伤,桡骨干远 1/3 骨折,下桡尺关节脱位合并尺骨干骨折或弯曲畸形(图 3-14)。

桡骨远端骨折

Colles 骨折是常见的损伤,桡骨远端骨折是指发生在旋前方肌近侧缘以远部位的骨折。此处是松质骨与密质骨的交界处,为解剖薄弱处。绝经期女性,骨质疏松,遭受轻微外力,即易骨折。Smith 骨折为少见创伤,占全身骨折的 0.11%,是指桡骨远端骨折向掌侧移位,合并下尺桡关节脱位。Barton 骨折是一种腕关节脱位伴桡骨远端关节面骨折。

【病因】

Colles 骨折多为间接暴力引起。跌倒时,手部着地,前臂旋前,肘部伸展,腕关节背伸,手掌着地。多发生于中、老年,女性多见,与骨质量下降因素有关。Smith 骨折为跌倒时,腕背侧着地。腕关节急剧掌屈导致。Barton 骨折是指跌倒时,腕背伸而前臂旋前,腕骨冲击桡骨远端关节面背侧缘,导致骨折;或者跌倒时手背着地,暴力沿腕骨冲击桡骨远端的掌侧缘,导致骨折。

【临床表现】

Colles 骨折时腕关节肿胀,波及手背和前臂下 1/3,骨折移位严重者,出现"餐叉样"畸

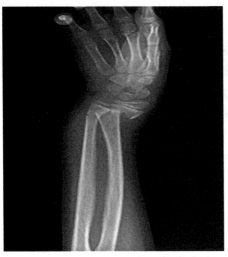
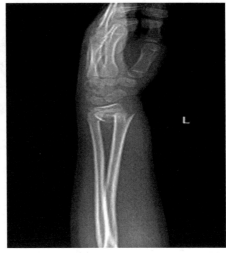

图 3-14 盖氏骨折
Ⅲ型下桡尺关节脱位合并尺骨干骨折

形。腕关节活动受限,桡骨远端压痛,可触及骨擦感,骨折稳定。Smith 骨折时腕关节压痛,功能障碍,出现"锅铲样"畸形,不稳定。

【影像学表现和分型】

根据受伤的机制不同,可发生伸直型骨折、屈曲型骨折、纵斜型骨折。

Colles 骨折:又称伸直型骨折,X 线表现为桡骨远侧端向桡背侧移位,骨折向掌侧成角,桡骨短缩,背侧骨质嵌入或粉碎,远端骨折块旋后。常合并有尺骨茎突骨折、分离(图 3-15)。

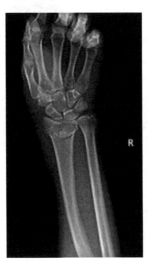
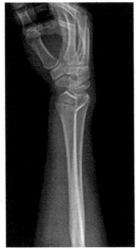

图 3-15 Colles 骨折

Smith 骨折:又称屈曲型骨折,X 线表现为桡骨远端连同腕骨向掌侧、近侧移位。掌侧可有皮质粉碎。

Barton 骨折:又称腕关节纵斜型骨折,分为两型。Ⅰ型:腕向背侧脱位,骨折块向背侧移位;Ⅱ型:腕关节向掌侧脱位,骨折块向掌侧移位。

手部骨折

腕舟骨骨折　舟状骨骨折占腕骨骨折70%~80%。位于腕的外侧部,远近端膨大,中间部(腰部)细窄。滋养血管分别经腰背部和结节部进入舟骨,分支供应近侧2/3~3/4和远侧1/4~1/3。腰部和近端骨折可使近段骨血流中断,出现延迟愈合、不愈合或缺血坏死。腕中立位时舟骨呈掌屈位,与桡骨纵轴夹角30°~60°,平均47°。

【病因】

多为腕背伸、桡偏暴力导致。摔倒时,手臂前伸以大鱼际部最先着地,身体重量和地面反作用力导致腕关节强力背伸,桡腕掌侧韧带紧张,牵住舟骨近端、桡骨茎突和远端背缘抵在舟骨桡背侧,导致舟骨骨折。

【临床表现】

患者多为男性青年。有手臂前伸跌倒致腕过伸的外伤史。腕桡背侧肿胀、疼痛,腕关节活动时疼痛加剧并受限,鼻烟窝及舟骨结节处有明显压痛。腕关节桡偏时,沿第一、二掌骨长轴叩击或挤压时均引起骨折处疼痛。

【影像学表现和分型】

X线片需摄腕关节正、侧位及舟骨位三个方向,多能显示骨折线。有时没有移位的骨折,早期X线片为阴性,对可疑病例,应在两周后再照片复查,因伤后骨折处骨质吸收,骨折线增宽而显出。陈旧性骨折,可见骨折线明显增宽,骨折端硬化或囊性变,这是骨不连接的表现,若近段骨块密度增加、变形等则为缺血性坏死。

根据骨折部位分型。

结节部骨折:循环不受影响,愈合快。

远侧1/3骨折:舟骨远端血循环较好,易致延迟愈合,但较少不愈合。

腰部骨折:最常见。可有移位,循环有严重障碍,近端骨可发生缺血性坏死。不愈合率约为30%。

拇指掌骨骨折:第一掌骨短而粗,骨折多发生在基底部。分关节内、外两种类型。关节内骨折是指Bennett骨折,第一掌骨基底部骨折脱位(图3-16);Rolando骨折,第一掌骨基底粉碎骨折伴脱位。关节外骨折更为常见。

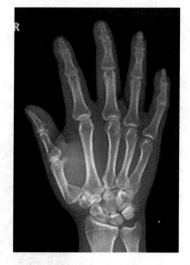

图3-16　Bennett骨折

掌骨、指骨骨折:由于骨间肌、蚓状肌、屈指肌、伸指肌的牵拉,掌骨骨折及中节指骨基部骨折,骨折端向背侧成角,而近节指骨及中节指骨浅屈肌附着点以远的骨折,骨折端向掌侧成角。X线片可明确骨折类型及移位情况。

二、下肢骨折

股骨骨折

股骨颈骨折　股骨颈骨折多发生于中、老年人。股骨头颈与股骨干纵轴形成颈干角,约为110°~140°,平均127°。股骨头颈向前旋转与股骨干纵轴呈12°~15°的前倾角。在骨结构上,股骨上端的内侧面骨小梁明显增厚、致密,位于股骨颈内侧的中 1/3 形成股骨矩。股骨头的血供主要来源于以下三个方面:股骨头圆韧带小凹动脉;肱骨干滋养动脉升支;旋股内、外侧动脉在关节囊外形成基底动脉环分别发出骺外侧动脉、干骺端上、下侧动脉进入股骨头。其中骺外侧动脉营养股骨头 2/3~4/5 区域,是股骨头最主要的血供来源。所以旋股内侧动脉损伤容易导致股骨头缺血坏死。

【病因】

股骨颈骨折多由间接暴力损伤导致。在承受体重下,股骨上端受到瞬间扭转暴力的冲击损伤而发生骨折。直接暴力损伤极为少见。中、老年人股骨颈的骨质疏松,强度低,轻微的暴力可致骨折,多数是在行走不慎跌倒时,间接暴力产生的扭转力传导至股骨颈而导致骨折。

【临床表现】

伤后髋部疼痛,下肢活动受限,不能站立、行走。个别病人伤后仍可行走,数天后出现髋部疼痛,渐加重而不能站立、行走,是因为受伤后一开始为稳定骨折,再发展为不稳定骨折。下肢呈轻度外旋畸形(一般为 40°~60°)。若外旋角度达 90°,应怀疑股骨转子间骨折。患肢功能障碍,有纵轴叩击痛和腹股沟韧带中点下方压痛。测量患肢可发现有短缩畸形,Bryant 三角底边较健肢缩短。

【影像学表现和分型】

一般 X 线检查即可确定诊断。如有外伤史,髋痛症状,X 线检查显示不清楚时,则可能有嵌插骨折存在,骨折线隐匿,应做 CT 检查,不可轻易否定骨折存在。

股骨颈骨折分类方法有多种,概括起来可分为 3 类:根据骨折的解剖部位、骨折线的方向、骨折移位程度。

1. 按 X 线片显示骨折线部位分类

股骨头下骨折　骨折线位于股骨头下,进入股骨头的营养血管遭到损伤,血液供应中断,仅残存股骨头圆韧带小凹动脉的供血,股骨头缺血坏死率很高。

股骨颈中部骨折　骨折线位于股骨颈中部,股骨干发出的滋养动脉升支受损伤,血液供

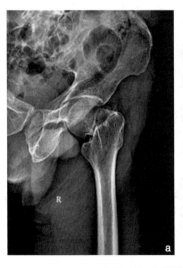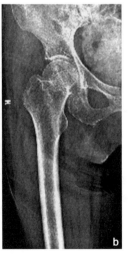

图 3-17　股骨颈骨折
a. 内收型;b. 外展型

应减少,易发生股骨头缺血坏死或骨折不愈合。

股骨颈基底骨折 骨折线位于股骨颈与大、小转子间连线附近股骨颈处,是关节囊外骨折,基底动脉环未受破坏,股骨头、颈血液循环良好,骨折容易愈合。

2. 按骨折线方向分型(Pauwels 分型)(该角测量是指远端骨折线与两侧髂嵴连线的夹角)(图 3-17)

Ⅰ型骨折线与水平线夹角<30°,外展骨折。

Ⅱ型骨折线与水平线夹角>50°,内收骨折。

这种分类仅代表骨折承受暴力和移位程度上的区别。

 知识拓展

按骨折移位程度分类(Garden 分类)

Ⅰ型:不完全骨折,股骨颈尚有部分骨质未折断。

Ⅱ型:完全骨折,但无移位。

Ⅲ型:完全骨折,仅有部分移位,并有部分骨折端嵌插。

Ⅳ型:完全骨折,完全移位,关节囊和滑膜破坏严重。

Garden Ⅰ和Ⅱ型骨折为非移位骨折,骨折近段血循良好,骨折容易愈合。Garden Ⅲ和Ⅳ型骨折为移位骨折,骨折血液循环不佳,骨折不易愈合,股骨头容易坏死。临床应用意义较大。

股骨粗隆间骨折

股骨粗隆位于股骨干与股骨颈交界处,是松质骨,也是承受剪应力最大的部位。转子间骨折周围肌肉多,血运丰富,骨折容易愈合。

【病因】

股骨转子间骨折由直接暴力和间接暴力损伤产生。老年人因骨质疏松跌倒时易发生此部位骨折。骨折的特点是:转子区支撑体重的内侧密质骨和股骨矩,多呈现粉碎性骨折,松质骨被压缩形成骨缺损。由于内侧失去骨的支撑作用,骨折不稳定,加之强大的内侧肌群牵拉,易发生髋内翻,而且也难以达到坚强的骨折内固定目的。

【临床表现】

伤后髋部疼痛,功能丧失。出血较多,局部肿胀明显,有瘀斑。因骨折位于髋关节囊外,不受髂股韧带束缚,故下肢外旋畸形(一般在 90°)和大转子上移,肢体短缩较股骨颈骨折明显。

【影像学表现和分型】

可明确诊断。根据骨折线走行方向分为(图 3-18):

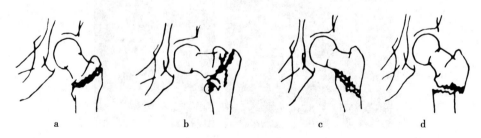

图 3-18 股骨粗隆间骨折

a. 顺粗隆间骨折;b. 顺粗隆间粉碎骨折;c. 反粗隆间骨折;d. 粗隆下骨折

顺粗隆间骨折:骨折线由外上方向内下方沿粗隆间线走行,较为稳定。

顺粗隆间粉碎骨折:骨折线由外上方向内下方沿粗隆间线走行,骨折粉碎。

反粗隆间骨折:骨折线由大粗隆下方向内上方达小粗隆以上者,较不稳定。

粗隆下骨折:骨折线位于股骨粗隆下方,青壮年多见。

 知识拓展

Tronzo 和 Evans 的分型。骨折后股骨距保持完整,为稳定骨折;如股骨距被破坏,骨折不稳定。

Ⅰ型:简单粗隆间骨折,骨折线由外上斜向内下,无移位。

Ⅱ型:在Ⅰ型的基础上,合并小转子撕脱骨折,股骨距完整。

Ⅲ型:合并小转子骨折并累及股骨距,有移位,可伴转子间后部骨折。

Ⅳ型:伴有大小转子粉碎性骨折,可有股骨颈及大转子冠状面的爆裂骨折。

Ⅴ型:为逆转子间骨折,可伴有小转子骨折,股骨距破坏。

Ⅰ、Ⅱ型为稳定骨折;Ⅲ、Ⅳ、Ⅴ型为不稳定骨折。

股骨干骨折

股骨转子下 2~3cm 处至股骨髁上这一段的骨干骨折。股骨干内侧皮质厚,外侧皮质薄,所以内侧是压力侧,外侧是张力侧。股骨上 1/3 和下 1/3 内径大,皮质骨薄,抗扭曲力强而抗压应力差;股骨干中 1/3 内径小,骨皮质厚,抗扭曲力差而抗压应力大。股骨干内侧有股骨粗线,是复位对位的标志。股深动脉在股骨干中后部发出数条滋养血管分支,进入骨干,骨折后这些血管受伤,出血较大。股骨干周围肌肉丰厚,很少出现骨折不愈合现象。

【病因】

股骨干骨折较多见,青壮年最多。骨折往往由强大的直接暴力或间接暴力所致。一般骨折后重叠移位大,骨膜撕裂多。骨折类型包括横形、螺旋形、斜形、带蝶形骨折片的粉碎骨折和多段骨折等。直接暴力,如撞击伤和压砸伤,骨折多呈横形或粉碎性,软组织损伤较重。间接暴力,如高动量摔伤,骨折多呈斜形或螺旋形,软组织损伤较轻。

【临床表现与诊断】

骨折后出血多,可出现休克。局部肿胀明显,肢体短缩和畸形,功能丧失。

【影像学表现和分型】

X 线片即可确定诊断及骨折部位和类型。股骨干上 1/3 骨折有时合并有股骨颈裂纹骨折,注意仔细鉴别,防止漏诊,X 线检查要包括髋关节。

股骨干骨折的移位,除外力方向外,受肌肉牵拉的影响大(图 3-19)。

股骨上 1/3 骨折:近折端受髂腰肌、臀中肌和外旋肌群牵拉,常向前外和外旋移位,远折端受内收肌群的牵拉,向上、向后移位;

股骨中 1/3 骨折:重叠移位,远折端受内收肌牵拉,骨折向外成角;

股骨下 1/3 骨折:远折端受腓肠肌牵拉向后移位,特别注意有无压迫或损伤腘动静脉和神经。

股骨髁上骨折

股骨髁上骨折为关节外骨折。发生股骨髁上至股骨干干骺端的连接部,主要是松质骨和密质骨交界处,在腓肠肌起点以上 2~4cm 范围内的股骨下端骨折,称为股骨髁上骨折。

【病因】

多由间接暴力所致,直接暴力较少,治疗上比较复杂,并发症多。骨折后松质骨压缩形成骨缺损以及骨折端常粉碎,是骨折复位不稳定的主要原因。高能量暴力损伤,骨折线可波

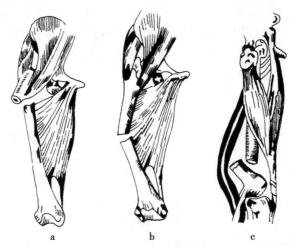

图 3-19　股骨干骨折的移位
a. 股骨上 1/3 骨折；b. 股骨中 1/3 骨折；c. 股骨下 1/3 骨折

及髁部及关节内，形成 T 或 Y 形的髁间骨折。处理不当，早期常发生关节粘连挛缩、僵直畸形、膝内、外翻畸形；晚期继发骨关节炎等影响膝关节的功能。

【临床表现】

有外伤史，局部疼痛、肿胀、功能障碍。注意足背动脉搏动，观察足部血液循环。如果怀疑有血管损伤，可做腘动脉 Doppler 脉压测定，如果仍不能确定，需要做动脉造影检查。

【影像学表现和分型】

常规正位和侧位 X 线片，怀疑有韧带损伤时需要做 MRI 检查，如果骨折线累及股骨髁，需要做 CT 检查。股骨髁上骨折，可分为伸直型和屈曲型。

伸直型：骨折线由前下斜向后上方，远折段因受腓肠肌牵拉易向后移位，有刺伤和压迫腘动、静脉的危险。

屈曲型：骨折线由后下斜向前上方，远折段在前，近折段在后重叠移位（图 3-20）。

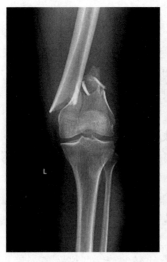
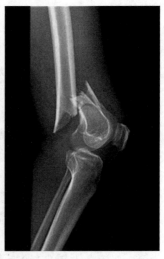

图 3-20　股骨髁上骨折

髌骨骨折

髌骨骨折发生率约为1.05%。股外侧肌和髌韧带的轴线偏外侧,形成一个角度,称为股四头肌髌骨角(称Q角),正常不超过14°。

【病因】

髌骨骨折壮年多见。多由间接暴力所致。间接暴力损伤,膝关节呈半屈曲状态,股骨髁抵住髌骨后方,股四头肌突然猛烈收缩,以髌骨髁为支点而致髌骨骨折。骨折多为髌骨中部横形骨折,也可发生在髌骨的上极或下极。直接暴力损伤,髌骨多呈粉碎骨折,股四头肌扩张腱膜完整无撕裂或仅有局部撕裂时,骨折多无移位,如扩张腱膜完全撕裂,则骨折移位明显。

【临床表现】

有外伤史,关节腔积血,肿胀明显,伸膝功能丧失,膝关节呈半屈状态。检查时可触及骨折端。

【影像学表现】

X线应摄膝关节侧位和轴位以明确诊断。

胫腓骨骨折

胫骨平台骨折

胫骨平台骨折多发生于青壮年,老年人较少。胫骨平台骨折多为关节内骨折波及负重关节面,可合并半月板及韧带损伤。

【病因】

大部分损伤由于外翻暴力引起。运动伤、坠落伤及其他轻度暴力伤也可造成这类骨折,易发生于老年骨质疏松病人中;胫骨近端关节内骨折可由交通事故、严重撞击伤等高能量损伤,往往会发生合并伤;极高能量损伤常为开放性损伤,一般包括双髁粉碎性骨折及骨干广泛性粉碎骨折,易合并干骺端与骨干的分离。

【临床表现】

膝关节肿胀、疼痛,患肢不能负重。胫骨平台骨折无移位或移位轻微者,伤后症状较轻。骨折有移位者关节可有淤血、明显肿胀,并有膝内翻或外翻畸形。注意有无腓总神经和血管损伤。此外,单侧平台骨折常合并膝关节侧副韧带、半月板和交叉韧带损伤,诊断时应予以注意。

【影像学表现和分型】

为了检查骨折,需拍摄X线片的前后位、侧位、适当的CT检查。胫骨上端关节面正常情况下向后倾斜10°~15°,所以拍摄正位X线片时,应使所投照的射线束向尾侧成角10°~15°,可以更好地观察胫骨平台的情况。临床上用常规方法评估关节面压缩骨折块的大小及程度,经标准的X线片分类的骨折类型,再经过CT检查后,也可能变成为另外一种类型。为检查侧副韧带、交叉韧带和半月板损伤时,应拍摄膝关节MRI片。无论何种类型的损伤,关节所受到的损害一般比X线片上所显示的情况要更广泛。以下是Schatzker胫骨平台骨折分型(图3-21)。

Ⅰ型:外侧平台劈裂骨折 典型的楔形非粉碎性骨折块向外下劈裂移位,无关节面的塌陷。此型骨折常见于松质骨致密的年轻人。

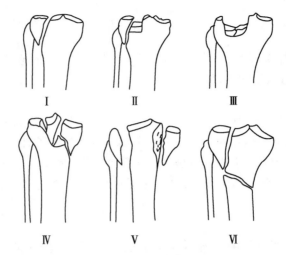

图 3-21 胫骨平台骨折的类型

Ⅰ型:外侧平台劈裂骨折;Ⅱ型:外侧平台劈裂塌陷骨折;
Ⅲ型:单纯外侧平台塌陷;Ⅳ型:内侧平台塌陷;Ⅴ型:双髁
骨折;Ⅵ型:双髁骨折合并干骺端骨折

Ⅱ型:外侧平台劈裂塌陷骨折　是外侧屈曲应力合并纵向负荷导致,侧方楔形骨块劈裂分离,并有关节面向下压缩陷入干骺端。此型骨折最常见于40岁或以上的老年人。

Ⅲ型:单纯外侧平台塌陷　常见于中心区塌陷,关节面被压缩陷入平台,外侧皮质完整,此型常见于骨质疏松者。

Ⅳ型:内侧平台塌陷　因轴向和内翻负荷导致,骨折是单纯的楔形劈裂或粉碎和压缩骨折,常累及胫骨棘。

Ⅴ型:双髁骨折,合并不同程度的关节面塌陷和移位　两侧胫骨平台劈裂,特征是干骺端和骨干仍保持连续性。

Ⅵ型:双髁骨折合并干骺端骨折　常见于高能量损伤或高处坠落伤,双髁及关节面骨折,还伴有胫骨近端横形或斜形骨折。

胫腓骨干骨折

胫骨的髓腔上 2/3 呈不规则的三角形,下 1/3 呈四棱形,髓腔的狭窄部在中、下 1/3 交界处,平均宽度 7~9mm,为骨折多发部位。胫骨中下段的血供几乎只靠滋养动脉、骨膜血管及下干骺动脉,而且几乎无肌肉包盖,血供较差,骨折易并发延迟愈合和不愈合。腓骨上端与下端与胫骨构成胫腓上、下关节,为微动关节。

【病因】

胫腓骨干骨折,最多见,约占人体骨折的 10% ~ 13.7%。胫腓骨干骨折多见于直接暴力。在损伤中,高能量损伤最多,约占55%,常见于交通事故;其次是中等能量损伤,如坠落伤等;低能量损伤较少,如直接打击等。损伤暴力大,骨折移位和粉碎骨折多,软组织损伤重,开放性骨折多,常合并软组织及骨缺损,增加骨折治疗的复杂性。骨折的部位以胫腓骨下 1/3 骨折和中 1/3 骨折较多见,上 1/3 骨折相对较少。

【临床表现】

强大暴力外伤史,伤后局部明显肿胀、严重疼痛、畸形和功能障碍。对病人的检查除骨折体征外,特别要注意软组织损伤的严重程度。

【影像学表现】

X 线检查能够明确骨折部位、类型和移位程度等。X 线片应包括膝关节、踝关节，了解骨折与上、下关节面的关系，以防漏诊高位腓骨骨折。

踝关节骨折

踝关节由胫骨远端、腓骨远端和距骨体所构成。胫骨远端内侧突出部分为内踝，腓骨远端突出部分为外踝，后缘呈唇状突起为后踝。由内踝、外踝和胫骨下端关节面构成踝穴，包裹距骨体。距骨体前方较宽，后方略窄，踝关节背伸时，距骨体与踝穴适应性好，踝关节较稳定；跖屈时，距骨体与踝穴的间隙增大，因而

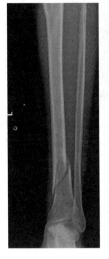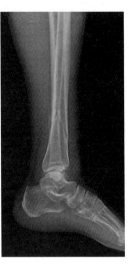

图 3-22　胫腓骨干骨折示意图

活动度增大，使踝关节相对不稳定，这是踝关节在跖屈位容易发生骨折的解剖因素。踝关节有三组主要韧带稳定关节。内侧副韧带，又称三角韧带，是踝关节最坚强的韧带，主要功能是防止踝关节外翻，起自内踝，呈扇形向下，分束止于足舟骨、距骨和跟骨；外侧副韧带，起自外踝，分三束分别止于距骨前外侧、距骨外侧和距骨后方，是踝部最薄弱的韧带；下胫腓韧带，又称胫腓横韧带，有两条，分别与胫腓骨下端的前方和后方将胫骨、腓骨紧紧地连接在一起，加深踝穴的前、后方，稳定踝关节。

【病因】

踝关节骨折是关节内骨折，主要是由于间接暴力引起，常发生在体育锻炼、剧烈劳动等情况中。踝关节骨折是复合应力造成的。在张应力侧常造成撕裂骨折，呈横断。在距骨移位侧常造成撞击骨折，多呈斜形、螺旋形或粉碎性骨折。腓骨被撞击时，骨折线常较高，多合并胫腓下韧带撕裂及距骨在踝穴内移位。骨折线的形状常是踝关节骨折诊断和分类的依据。

【临床表现】

依据外伤史、局部肿胀及 X 线检查即可诊断，并可予以分型。但判断有无胫腓下韧带联合损伤常有困难，必要时结合 CT 及 MRI 辅助诊断。

【影像学表现和分型】

X 线常规正位和侧位片。随着对踝关节解剖、功能、生物力学特性及其受伤机理认识的深入，分型方法更加注重综合因素，如足受伤时的姿势，外力的大小和方向，韧带与骨折间的联系，骨折的过程和程度等。分型的目的在于明确诊断，掌握骨折的受伤机制，从而指导治疗。

简单的分类法为单踝骨折、双踝骨折、三踝骨折与脱位。

Lauge-Hansen(L-H)分型，此分型是 1950 年丹麦的 Lauge-Hansen 通过尸体实验研究了踝关节骨折的发生机制和创伤病理后提出的分型方法，按受伤时患足所处的位置、致足损伤外力作用的方向以及骨和韧带损伤的程度分为旋后-外旋型、旋后-内收型、旋前-外旋型、旋前-外展型、旋前-背屈型五类，每类名称的前半部分指受伤时足所处的位置，后半部分指所受暴力的方向。每种分型又根据骨和韧带损伤的程度分度(图 3-23)。

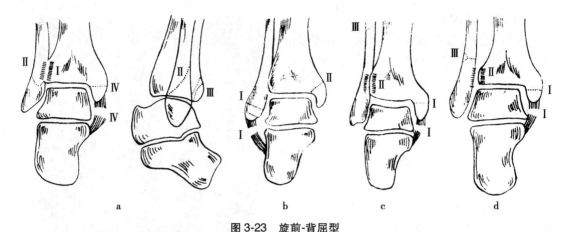

图 3-23　旋前-背屈型
a. 旋后-外旋型；b. 旋后-内收型；c. 旋前-外旋型；d. 旋前-外展型

旋后-外旋型　最为常见。受伤时足处于旋后位，距骨受到外旋力或相对外旋力（旋后位是指足内缘抬高，外缘降低，足尖朝内。）分四度：

Ⅰ度：下胫腓前韧带的撕裂或胫腓前结节撕脱骨折（又称 Tillaux 骨折）；

Ⅱ度：Ⅰ度伴腓骨在下胫腓联合处的斜形骨折（骨折线呈冠状面的前下至后上）或螺旋形骨折；

Ⅲ度：Ⅱ度伴后踝骨折（骨折线呈纵行，从踝关节面垂直向上）或下胫腓后韧带撕裂；

Ⅳ度：Ⅲ度伴内踝（骨折线横行）骨折或三角韧带撕裂，可并发下胫腓分离。

旋后-内收型　足处于旋后位，距骨受到强烈的内翻外力所致。分两度：

Ⅰ度：外踝撕脱性骨折（骨折线低于踝关节间隙水平，多为横断骨折或外踝顶端的小骨片撕脱）或外侧副韧带断裂；

Ⅱ度：Ⅰ度伴内踝骨折（骨折线位于踝穴的内上角向内上方斜行，易合并踝穴内上角软骨面的损伤或软骨下骨折压缩）。此型很少见到后踝骨折。

旋前-外旋型　足处于旋前位，距骨受到外旋力的作用。（旋前是指足内缘降低，外侧缘抬高，足尖朝外。）分四度：

Ⅰ度：内踝撕脱骨折（骨折线横行，位于踝关节间隙水平以下）或三角韧带撕裂；

Ⅱ度：Ⅰ度伴下胫腓前韧带撕裂或骨间韧带撕裂（X 线表现为下胫腓联合间隙增宽）；

Ⅲ度：Ⅱ度伴外踝骨折（骨折线位于踝关节水平线以上 6～10cm，短斜形或短螺旋形骨折）；如果腓骨骨折高达腓骨上端 1/4 部位，称为 Maisonneuve 骨折。

Ⅳ度：Ⅲ度伴下胫腓后韧带撕裂（X 线显示下胫腓联合处明显分离）。可发生后踝骨折。

旋前-外展型　足处于旋前位，距骨受到强烈外翻暴力。分三度：

Ⅰ度：内踝骨折（骨折线横行，位于踝关节水平间隙以下）或三角韧带断裂；

Ⅱ度：Ⅰ度伴有下胫腓韧带撕裂（下胫腓联合分离）；

Ⅲ度：Ⅱ度伴有外踝骨折（骨折线位于踝关节平面以上的腓骨远端短斜形或伴有小蝶形骨片的粉碎骨折，骨折片位于外侧）。暴力较大时也可发生后踝骨折。

旋前-背屈型　足处于旋前背屈位，足受到强烈的背屈暴力损伤。分四度：

Ⅰ度：内踝骨折；

Ⅱ度：Ⅰ度伴胫下关节面前缘骨折（胫骨前唇骨折）；

Ⅲ度：Ⅱ度伴腓骨远端高位骨折；

Ⅳ度：Ⅲ度伴胫骨远端粉碎性骨折（骨折线进入踝关节）。

足 部 骨 折

足由跗骨、跖骨及趾骨共26块组合成许多关节，是下肢终末的运动单位。足底有坚强的韧带，并形成内、外侧纵弓和前足的横弓。足在内在肌和外在肌的协调下，使其承载时富有弹性，减缓重力冲击，从而完成步行、跑跳等各种运动，能在复杂的地形上保持人体运动中的姿势平衡和稳定。

距骨骨折　距骨是全身骨骼中唯一没有肌肉起止的骨块，表面的70%为关节软骨覆盖，仅在距骨颈关节囊附着处有血管进入供应其血供。

【病因】

距骨骨折多数为高处坠落或交通事故产生的暴力直接冲击所致。距骨头骨折由足部跖屈下轴向暴力所致，或极度背屈时距骨头与胫骨前方相撞引起。距骨颈损伤最常见为足部受跖屈暴力而使距骨颈与胫骨下端前缘撞击致骨折，也可以是踝关节跖屈旋转的剪力或踝关节的旋后暴力致距骨与内踝撞击所导致骨折。

【临床表现】

患足出现疼痛、肿胀、淤斑，软组织挫伤严重。踝关节局部或广泛压痛，踝关节活动明显受限，距骨脱位者可有畸形。根据体格检查应该高度怀疑距骨骨折，X线有助于明确诊断，必要时CT检查。

【影像学表现和分型】

辅助检查　X线摄片是最基础有效的检查，常规包括踝关节正、侧位，CT和MR可以发现X线片漏诊的隐匿性距骨骨折。

距骨骨折按解剖部位分为头、颈、体部骨折，现在被大家广泛接受的分型是Hawkins分型，它有助于判断距骨损伤的严重程度和预测距骨缺血坏死的发生率。

Ⅰ型：无移位的距骨颈骨折，骨坏死率发生10%；

Ⅱ型：移位的距骨颈骨折合并距下关节的脱位或半脱位，骨坏死发生率40%；

Ⅲ型：移位的距骨颈骨折合并踝关节和距下关节的脱位，骨坏死发生率90%。

跟骨骨折

跟骨骨折为跗骨骨折中最常见者，约占全部跗骨骨折的60%。多由高处跌下，足部着地，足跟遭受垂直撞击所致。

【病因】

①垂直压力：约有80%的病例系因自高处跌下或滑下所致。视坠落时足部的位置不同，其作用力的方向亦不一致，并显示不同的骨折类型，但基本上以压缩性骨折为主。此外尚依据作用力的强度及持续时间不同，其压缩的程度呈不一致性改变。②直接撞击：为跟骨后结节处骨折，多系外力直接撞击所致。③肌肉拉力：腓肠肌突然收缩可促使跟腱将跟骨结节撕脱，如足内翻应力过猛则引起跟骨前结节撕脱；而外翻应力则造成载距突骨折或跟骨结节的纵向骨折，但后者罕见。

【临床表现】

足跟可极度肿胀，踝后沟变浅，整个后足部肿胀压痛，易被误诊为扭伤。足跟疼痛，足底扁平或足跟增宽及外翻。

【影像学表现和分型】

X线平片(包括正、斜位及跟骨侧、轴线位片)一般即可明确诊断,诊断困难者可行CT扫描或MRI检查,尤其是CT扫描在该骨折分型诊断及预后判定上作用较大。此外,跟骨属海绵质骨,压缩后常无清晰的骨折线,有时不易分辨。常须依据骨的外形改变,结节-关节角的测量,来分析骨折的严重程度,跟骨骨折的分型(图3-24):

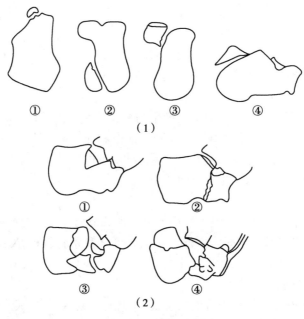

图3-24 跟骨骨折

(1)未波及距下关节骨折:①跟骨前端骨折;②跟骨结节垂直骨折;③载距突骨折;④跟骨结节撕脱骨折。(2)波及距下关节骨折:①跟骨垂直压缩骨折;②跟骨单纯剪切暴力骨折;③跟骨剪切和挤压暴力骨折;④跟骨粉碎骨折

跖、趾骨骨折

跖骨骨折多为直接暴力损伤。间接暴力损伤较少,如第5跖骨基底撕脱骨折,或第2~3跖骨头行军骨折等。直接暴力损伤,常合并软组织严重损伤。局部肿胀严重者,甚至出现足底筋膜间室综合征。趾骨骨折常见于压砸伤。

三、脊柱骨折

脊柱复杂的解剖和生物力学特性使脊柱能耐受正常的载荷。当脊柱承受过度的运动和暴力时就会导致脊柱结构的损伤。1983年Denis提出脊柱胸、腰椎三柱分类概念:将胸、腰椎分成前、中、后三柱。前柱包括前纵韧带、椎体的前1/2,椎间盘的前部;中柱包括椎体的后1/2,椎间盘的后部、后纵韧带;后柱包括椎弓、黄韧带、椎间盘小关节和棘间韧带。1984年Ferguson进一步完善三柱概念:将前柱定为椎体和椎间盘的前2/3和前纵韧带;中柱为椎体和椎间盘的后1/3以及后纵韧带;后柱包括关节突关节和关节囊,棘间韧带和黄韧带等。任何损伤累及两柱或两柱以上,都会导致脊柱不稳定。

【病因】

脊柱骨折脱位多因传导暴力所致。90%以上因间接暴力使脊柱过度屈曲。如坠落伤多发生在脊柱活动度大小交界处，即胸腰段、下颈椎、寰枢椎等部位。传导暴力也可导致脊柱过伸位损伤，如跳水运动员损伤，多发生在颈椎和腰椎。直接暴力常见于火器伤和直接外力打击。依据损伤机制（Magral）分类：

1. 压缩骨折　可分为屈曲压缩和垂直压缩两类。其中以屈曲压缩最为多见，如受重物砸伤肩背部，导致椎体前方压缩，椎体楔形变（图3-25）。严重者可同时并发脊柱向前脱位。垂直压缩骨折如高处坠下时，足和臀部着地，脊柱承受轴向的垂直压力，导致椎体终板骨折，椎间盘突入椎体中，最终椎体粉碎骨折，好发于胸腰段。椎体前后径增加，椎体高度减小，称爆裂性骨折，此型骨折属于不稳定骨折。

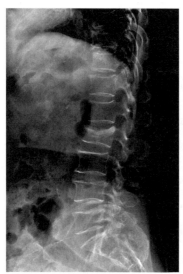
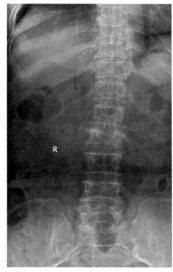

图3-25　脊柱垂直压缩骨折

2. 屈曲-分离骨折　屈曲分离损伤是轴向旋转载荷从后方作用直至前纵韧带。这种损伤产生前柱压缩骨折，而后、中柱产生张力性损伤。多见于汽车安全带损伤，当躯干安全固定时，突然刹车使头颈及躯干上半身向前屈曲发生颈椎或胸椎骨折脱位。在严重屈曲暴力作用下可产生通过椎体的水平骨折，在张力作用下可发生累及三柱的脊柱损伤，称为Chance骨折。

3. 旋转骨折　旋转损伤一般伴有压缩或屈曲损伤。旋转压缩损伤，在轴向旋转载荷产生椎体侧方压缩骨折，易合并对侧旋转损伤；旋转屈曲损伤导致矢状面或冠状面的损伤，包括非对称性前柱损伤、横突骨折和后柱损伤。这种损伤多发生于胸腰段，常并发肋骨和横突骨折。

4. 伸展-分离骨折　脊柱在过伸位再承受外力。如向前跌倒，前额着地，颈部过伸位损伤，可表现为棘突骨折、椎弓骨折和椎体前下缘骨折。

【临床表现】

病人有明显的外伤史，如高处坠落、车祸、躯干部挤压伤等。伤处局部疼痛、压痛和叩击痛，如受伤部位——颈项痛、胸背痛、腰痛等。受伤部位的棘突有明显浅压痛。颈椎骨折患者屈伸运动或颈部回旋运动受限。胸椎骨折伴肋骨骨折的患者可有呼吸受限或呼吸音减弱。腰椎骨折的患者腰部有明显压痛,伸、屈下肢感觉腰痛。

【影像学表现和分型】

X 线检查是诊断脊柱骨折脱位最可靠的检查方法。摄片时应减少病人的移动,避免加重脊髓损伤。一般要拍摄正、侧位片。特殊部位需要加拍双斜位、寰枢椎开口位和过伸、过曲位片。

（一）脊柱骨折脱位的基本 X 线征象

1. **椎体骨折**　X 线表现为单个椎体的楔形变,常见于椎体前缘压缩;或椎体上缘压缩;椎体扁平变形,前后缘分别向前后延伸突出;或椎体一侧挤压变形,正位片脊柱侧弯,侧位片伤椎有双边影;或多个椎体粉碎、劈裂骨折。对于椎体压缩骨折需要注意:①椎体上角有无骨折块;②椎体内有无横行致密的骨小梁嵌压影;③椎体前缘和侧缘有无皮质皱缩、中断和嵌入等改变。

2. **椎体附件骨折**

（1）椎弓峡部骨折:最常见于腰椎。在腰椎的斜位片上,椎弓峡部相当于"狗颈",椎弓峡部骨折相当于狗颈部断裂（图 3-26）。

（2）横突骨折:常见于腰椎的一侧或双侧,一般由腰大肌急骤收缩导致撕脱骨折。骨折线与横突垂直,骨折块向下移位。

（3）棘突骨折:由棘上韧带和棘间韧带牵拉造成撕脱骨折。正位片上可见棘突根部皮质环中断显示上下双环影。多见于第六、七颈椎和第一胸椎,见于铲土、铲煤工人,称为"铲土者骨折"。

（4）关节突骨折脱位:常发生小关节脱位,上、下关节突交锁。

（5）椎板骨折:表现为纵形或水平骨折。往往合并椎弓骨折,出现双环影或皮质碎片。

3. **克姆（Kümmel）病**　好发于下胸椎或胸腰段脊柱。患者受伤时局部无任何损伤 X 线征象,但 6~12 个月时,可出现单个椎体或数个相邻椎体的楔形压缩变形,椎间隙正常或变窄,椎体边缘骨质硬化和骨赘增生。可能是椎体的营养血管损伤导致,临床称为创伤性脊柱病。

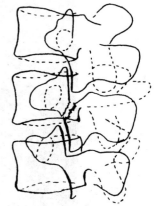

图 3-26　椎弓峡部骨折

观察脊椎附件综合形象如"狗"形。上关节突为"狗耳",下关节突为"狗腿",椎弓峡部相当"狗颈"。峡部骨折时则"狗颈"部断裂

（二）脊柱骨折分类

1. **依据骨折的稳定性分类**

（1）稳定性骨折:轻度和中度压缩骨折,后柱完整。

（2）不稳定性骨折:脊柱三柱中二柱骨折——如累及后柱和中柱骨折的屈曲分离损伤;爆裂型骨折——骨折块突入椎管、中柱骨折、有潜在神经损伤,属于不稳定性骨折;骨折-脱位——累及脊柱三柱的骨折脱位常伴有神经障碍症状。

2. **依据骨折形态分类**

（1）压缩骨折:椎体前方受压缩暴力致椎体楔形变。压缩程度以该椎体前缘高度占后缘高度的比值计算。分度的标准是前缘高度与后缘高度之比:Ⅰ度为 1/3,Ⅱ度为 1/2,Ⅲ度

为 2/3。

（2）爆裂骨折：椎体呈完全或部分粉碎骨折，骨块向四周移位。椎体后壁骨块可压迫脊髓、神经，造成神经损伤。椎体前后径和横径均增加，椎体高度减小，两侧椎弓根距离加宽。

（3）撕脱骨折：过伸、过屈位损伤时，在韧带附着点发生撕脱骨折；或旋转损伤时发生横突骨折。

（4）Chance 骨折：经棘突、椎弓及椎体的横向骨折。

（5）骨折-脱位：脊柱骨折并伴脱位，脊柱脱位可以是椎体的向前或向后移位并伴有关节突关节脱位或骨折。脱位亦可以是旋转脱位，一侧关节突交锁，另一半脱位。

 知识拓展

颈椎骨折脱位的分型

1. 上颈椎损伤

（1）Jefferson 骨折：又称寰椎前后弓骨折。由于头部受到垂直暴力使枕骨髁撞击寰椎引起寰椎侧块与前、后弓交界处骨折。

（2）寰枢椎脱位：寰枢横韧带、翼状韧带、齿突尖韧带断裂导致枢椎齿状突与寰椎前弓间发生脱位。

（3）齿状突骨折：此骨折又分为三型。Ⅰ型：齿状突尖部骨折；Ⅱ型：齿状突基底部与枢椎体交界处骨折；Ⅲ型：齿状突骨折延伸到枢椎体部。

（4）枢椎椎弓骨折：又称 Hangman 骨折，枢椎椎弓向后移位，椎体向前移位。

2. 下颈椎损伤

（1）屈曲压缩性骨折：常见于 C4-5、C5-6。

（2）爆裂骨折

（3）关节突关节脱位

（4）颈椎后结构骨折

（5）颈椎过伸性损伤

四、骨盆与髋臼骨折

骨盆是由耻骨、坐骨和髂骨组成。在前方借耻骨联合相接，后方借骶髂关节相连，分别形成前环和后环。骨盆环的稳定性主要依赖后方负重的骶髂复合体的完整性。骶髂复合体包括骶髂关节、骶髂骨间韧带、骶棘韧带、骶结节韧带、骶髂后韧带和骨盆底的肌肉及筋膜。骶髂前韧带很薄弱，如暴力使耻骨联合分离、骶棘韧带断裂和髋骨外翻致使骶髂前韧带损伤，会造成骶髂关节分离，称为骶髂关节半脱位，这种损伤致骨盆环不稳定。

【病因】

多因直接暴力造成，如车辆撞击或重物倒塌挤压骨盆环所致。其次是高处坠落伤、挤压伤。偶见于局部挫伤或肌肉强烈收缩引起边缘骨折或撕脱骨折。按损伤暴力的方向分类（Young 分类）（图 3-27）：

1. 暴力来自侧方的骨折（LC 骨折）　侧方的挤压力量可使骨盆的前后部结构和骨盆底部韧带发生一系列损伤。

LC-Ⅰ型：耻骨支横形骨折，同侧髂骨翼部压缩骨折；

LC-Ⅱ型：LC-Ⅰ型+髂骨骨折；

LC-Ⅲ型：LC-Ⅱ型+对侧耻骨骨折，骶结节和骶棘韧带以及对侧骶髂关节轻度分离。

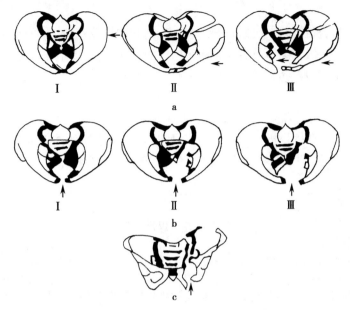

图 3-27　骨盆骨折的分类（Young 分类）

a. LC 骨折；b. APC 骨折；c. VS 骨折

2. 暴力来自前方（APC 骨折）

APC-Ⅰ型：耻骨联合分离；

APC-Ⅱ型：APC-Ⅰ型+骶结节和骶棘韧带断裂，骶髂关节间隙增宽，前方韧带断裂，后方韧带仍保持完整；

APC-Ⅲ型：APC-Ⅱ型+后方韧带断裂，骶髂关节分离，半侧骨盆很少向上移位。

3. 暴力来自垂直方向的剪力（VS 骨折）　通常暴力较大。在前方可发生耻骨支垂直性骨折或耻骨联合分离，骶棘韧带和骶结节韧带断裂，骶髂关节完全脱位，半侧骨盆可向后上方或前上方移位。

4. 暴力来自混合方向（CM 骨折）　通常为混合性骨折，如 LC/APC。

【临床表现】

有明确的外伤史，局部有疼痛、肿胀和皮下淤血。表浅部位骨折区有局部压痛且可触及移位的骨折端。如耻骨联合有分离或移位，可扪及其分离的间隙，或两侧的耻骨棘不在同一平面，有上下移位。如有骶髂关节脱位时，骨盆常有变形，两侧髂前上棘不在同一平面上。

【影像学表现和分型】

（一）影像学表现

1. X 线平片　绝大多数的骨盆骨折能被 X 线照片发现，并可确定骨折部位、移位情况、损伤程度和骨折的类型。

2. CT　CT 可显示骨盆骨折整体不及普通 X 线照片好，但显示局部微小损伤又较 X 线照片可靠，如骶骨裂缝骨折和椎板骨折、骶髂关节的粉碎骨折、髋臼顶弓部骨折、坐骨棘和坐骨结节撕脱骨折等，对骨折脱位的治疗很有帮助。此外，CT 能显示软组织阴影，如骶髂后部的韧带损伤、骨折血肿、骨折周围脏器和大血管等。这些对进一步判断骨盆损伤的稳定性都有帮助。

3. 螺旋 CT　螺旋 CT 三维（CT3D）重建技术越来越多地应用于骨盆骨折的诊断，使骨盆完整、直观、立体地展现在医生面前,并且可以使图像任意轴向或角度旋转,选择暴露病变的最佳视角观察,对于判断骨盆骨折的类型和决定治疗方案均有指导意义。

(二) 骨盆骨折分型

1. 按骨折部位与数量分型

(1) 骨盆边缘撕脱性骨折:发生于肌肉猛烈收缩而造成骨盆边缘肌肉附着点撕脱性骨折,骨盆环没有受影响。

(2) 骶尾骨骨折:骶骨骨折可以分成三个区:Ⅰ区在骶骨翼部;Ⅱ区在骶孔处;Ⅲ区在骶管区。尾骨骨折往往连带骶骨末端一起骨折,一般移位不明显。

(3) 骨盆环单处骨折:骨折一般不引起骨盆环的变形,包括:髂骨骨折、闭孔处骨折、轻度耻骨联合分离、轻度骶髂关节分离。

(4) 骨盆环双处骨折:骨折为较大暴力所致,导致骨盆变形,骨盆环失去稳定性。包括:一侧耻骨上、下支骨折合并耻骨联合分离;双侧耻骨上、下支骨折;耻骨上、下支骨折合并骶髂关节脱位;耻骨上、下支骨折合并髂骨骨折;髂骨骨折合并骶髂关节脱位;耻骨联合分离合并骶髂关节脱位。

2. 按骨盆环的稳定性分型(Tile 分型)(图 3-28)可分为 A、B、C 三型。

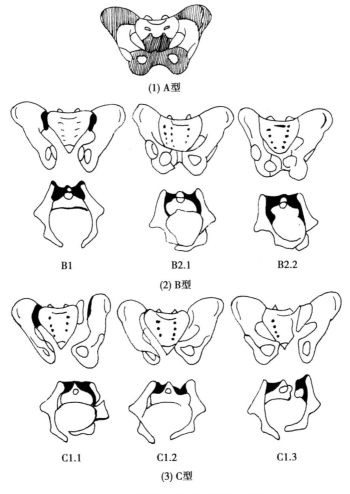

(1) A型

B1   B2.1   B2.2

(2) B型

C1.1   C1.2   C1.3

(3) C型

图 3-28 骨盆骨折的分型(Tile 分型)

A 型:稳定型,骨折轻度移位。可分为三型:

A1 型:骨盆边缘骨折,不累及骨盆环;

A2 型:骨盆环有骨折或有轻度移位,但不影响骨盆环的稳定;

A3 型:骶骨和尾骨的横断骨折,不波及骨盆环。

B 型:旋转不稳定但垂直稳定。这类损伤的骨盆底和骨盆后侧张力带仍然保持完整无损伤。髋骨可发生旋转不稳定,但无垂直不稳定。可分为三型:

B1 型:骨盆翻书样损伤,为外旋损伤;

B2 型:骨盆侧方挤压损伤或髋骨内旋损伤,这种损伤又可分为两个亚型:

①B2.1 型:骨盆侧方挤压损伤(单侧型);

②B2.2 型:骨盆侧方挤压损伤,对侧型(桶柄样)。

B3 型:双侧 B 型损伤。

C 型:不稳定性骨折,骨盆在旋转和垂直方向均不稳定。

C1 型:为骨盆单侧损伤。又可分为三型:①C1.1 型:骨盆后部的损伤可能是髂骨骨折,骶髂关节无损伤;②C1.2 型:是骶髂关节骨折脱位或单纯脱位;③C1.3 型:骶骨骨折,半侧骨盆向上移位。

C2 型:骨盆双侧不稳定,多为侧方挤压损伤。

C3 型:为骨盆两侧损伤。

第三节　关　节　脱　位

关节脱位是指损伤引起构成关节的骨关节面之间失去了正常解剖关系,又称脱臼。构成关节的骨面完全脱离称为完全脱位,部分脱离称为不完全脱位或半脱位。概括起来关节脱位可分为外伤性脱位、病理性脱位、习惯性脱位和先天性脱位。这里主要介绍外伤性脱位。

一、肩关节脱位

肩关节主要指的是盂肱关节,是全身最灵活的关节。盂肱关节是球窝关节,肩胛盂较浅、关节囊韧带松弛薄弱、活动范围大,容易发生外伤性脱位,肩关节脱位多见于 20～50 岁的男性,其发生率在大关节脱位中居首位。

【病因】

摔倒时手掌着地,上肢呈外旋、外展位,躯干向一侧倾斜,肱骨大结节抵于肩峰——杠杆的支点,压迫使肱骨头向前下滑脱,导致前方关节囊撕破,而发生肩关节前脱位,形成盂下脱位。若外力继续作用,肱骨头则滑移形成喙突下脱位及锁骨下脱位。肩关节前下盂唇软骨撕裂占 85%,肱骨头后外侧面塌陷骨折占 83%,常合并肩袖撕裂、肱骨大结节骨折、肱骨外科颈骨折和腋神经损伤。

【临床表现】

外伤后肩痛,病人常用健侧手拖住患肢以减轻疼痛。上肢呈外展位弹性固定。肩前部可扪及移位的肱骨头。

【影像学表现和分型】

1. X 线检查　可采用肩关节正位片、穿胸位 X 线片,可明确诊断及脱位类型,并可显示

有无合并肱骨大结节和肱骨外科颈骨折。按肱骨头移位的方向分为:

前脱位:喙突下脱位最常见,在正位片上,肱骨头向内下移位,与肩胛盂及肩胛颈重叠(图3-29);锁骨下脱位少见,肱骨头脱位后位于锁骨下方。

后脱位:在正位 X 线片上肱骨轻度外展,关节间隙仍然存在。

盂下脱位:盂下脱位是指在正位 X 线片上肱骨头脱出肩胛骨关节盂后向下移位;

2. CT 能清晰显示盂肱关节横断面的解剖关系,有利于提供脱位方向、程度和有无合并骨折等信息。三维螺旋 CT 重建尤其对脱位合并外科颈骨折更有诊断价值。

3. MRI 对于脱位合并的肌腱袖损伤具有诊断价值。

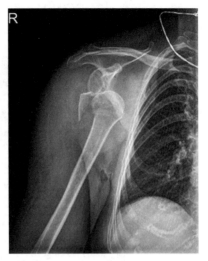

图3-29 肩关节喙突下脱位伴大结节撕脱骨折

 知识拓展

肩锁关节脱位

由锁骨端和肩峰端关节面、关节滑膜和纤维关节囊组成。属于微动关节,参与肩关节联合运动。

有明确的外伤史,摔伤致肩部着地或患侧手臂撑地的间接暴力损伤。

局部疼痛、肿胀、活动受限,患肢外展、上举时疼痛加重。肩锁关节出现畸形,肩峰外侧隆起,推压出现琴键征。偶见斜方肌前缘肿胀和压痛。

X 线后前位投照,可双侧对比。Allman 把肩锁关节脱位分为三度:

Ⅰ°:肩锁关节挫伤,无韧带断裂。

Ⅱ°:肩锁关节半脱位,肩锁韧带和肩锁关节囊破裂,喙锁韧带绝大部分完整。

Ⅲ°:肩锁关节完全脱位,喙锁韧带完全断裂。

二、肘关节脱位

肘关节是较稳定的大关节,脱位多见于 10~20 岁的青少年,发生率仅次于肩关节脱位。常见于运动伤和跌落伤。

【病因】

病人摔倒时手掌撑地,肘关节伸直、前臂旋后位,传导暴力迫使肘关节过伸,使尺骨鹰嘴突冲击肱骨下端而使其向前下方向移位、撕裂关节囊和肱肌,滑至冠状突的前下方,尺骨鹰嘴向上后方移位,形成肘关节后脱位。常合并肘关节侧副韧带撕裂、肱骨内上髁骨折,有时合并正中神经、桡神经深支损伤和肱静脉破裂等。

【临床表现】

外伤后肘关节疼痛和压痛、肿胀明显、半屈曲位弹性固定。尺骨鹰嘴向后突出,可触及肘后肱三头肌腱下凹陷空虚,肘关节前方饱满,可触及移位的肱骨下端。肘后三点关系异常。

【影像学表现和分型】

X 线检查即可确诊,但要注意是否合并骨折。肘关节脱位按尺骨近端移位的方向分为:

后脱位：最多见。正位片显示肱骨远端和桡、尺骨近端重叠。侧位片显示桡、尺骨近端向肱骨远端后上方移位(图 3-30)。

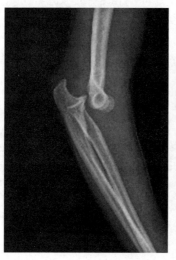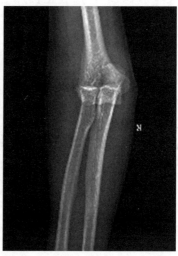

图 3-30　肘关节后脱位

前脱位：较少见。正位片显示肱骨远端和桡、尺骨近端重叠。侧位片显示桡、尺骨近端向肱骨远端前上方移位，往往合并尺骨鹰嘴骨折。

肘关节内、外侧方脱位：正位片显示桡、尺骨近端向肱骨远端侧方移位，外侧移位多见，侧位片显示桡、尺骨近端和肱骨远端相互重叠。

三、腕骨脱位

月骨周围背侧脱位及月骨掌侧脱位最多见。

月骨周围背侧脱位

月骨和桡骨远端的解剖位置不变，其他腕骨和手骨完整脱向背侧。如合并骨折则称经 XX 骨月骨周围骨折-背侧脱位。

【病因】

在腕背伸、尺偏暴力下，桡舟头韧带、月头韧带、舟月韧带、三角头韧带、月三角韧带和月三角掌侧韧带相继断裂，月骨周围腕骨与月骨分离向背侧脱位。

【临床表现】

有明确腕背伸外伤史。腕关节肿胀、疼痛及压痛范围广泛。运动幅度及握力下降。

【影像学表现】

X 线正位片显示头状骨与月骨、桡骨与舟骨影像重叠增加，腕关节间隙消失，舟月关节间隙增宽。侧位片显示舟骨掌屈加大，并与其他腕骨一起向背侧脱位，以头状骨最显著。

月骨掌侧脱位

【病因】

在背伸尺偏暴力作用下，月骨周围韧带相继断裂，周围腕骨在背侧脱位之后与桡骨远端一起挤压月骨,使其脱离桡腕背侧韧带束缚,导致掌侧脱位。

【临床表现】

关节肿胀、疼痛和压痛、运动明显受限,握力下降。如果月骨脱位压迫正中神经使手指伸直困难,桡侧三指感觉障碍。

【X 线表现】

在腕关节正位 X 线片上,月骨为四方形,脱位后呈三角形,且与头状骨下端重叠。侧位片可见月骨向掌侧脱位,半月形的凹面也转向掌侧。头状骨与月骨远侧脱离凹面与其背侧面相对。

四、髋关节脱位

髋关节是身体最大的杵臼关节,结构稳定。周围有强大韧带和肌肉附着,只有强大的暴力才能导致脱位。

【病因】

多由传导暴力冲击所致。大腿内收、内旋位时和髋关节屈曲位,传导暴力使股骨头冲破后关节囊滑向髋臼后方脱位;若髋关节稍有外展,股骨头将撞击髋臼后缘发生髋臼后缘骨折和(或)股骨头前下方发生骨折。易合并股骨上端骨折和坐骨神经损伤。下肢强力外展、外旋时和大转子顶于髋臼缘上,形成杠杆的支点,如暴力继续致使下肢外展,使股骨头向前滑出,穿破髋关节前侧关节囊,发生髋关节前脱位。暴力直接作用于股骨大转子可使股骨头向髋臼中心撞击,髋臼可出现横形、斜形和凹陷粉碎骨折。严重者股骨头穿破髋臼突入盆腔,可损伤盆腔内脏器官或大血管。

【临床表现】

伤后出现髋痛,功能丧失。后脱位时患髋关节呈屈曲、内旋、内收和下肢短缩畸形,臀部可触及向后上移位的股骨头。前脱位时患肢外旋、外展和轻度屈曲畸形,比健肢稍延长,髋关节前下方可触及脱位的股骨头。中心性脱位有强大暴力外伤史,患肢短缩程度取决于股骨头突入盆腔程度,大转子部位可见瘀血。

【影像学表现和分型】

按股骨头的移位方向,髋关节脱位分类(图 3-31)为:前脱位、后脱位和中心脱位,其中后脱位最多见,约占 85%~90%。

1. 髋关节后脱位 股骨头脱出髋臼外,头影上移与髋臼上部重叠,Shenton 线中断。大

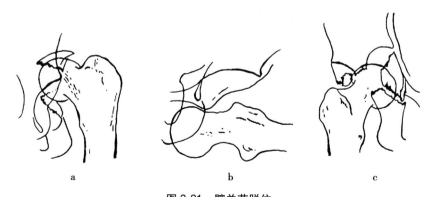

图 3-31 髋关节脱位
a. 后脱位;b. 前脱位;c. 中心性脱位

粗隆突出,小粗隆消失。易合并髋臼后缘骨折或股骨头骨折。CT可明确显示髋臼后缘及关节内骨折片情况。

2. 髋关节前脱位 股骨头脱出于髋臼的前下方,与闭孔或耻骨坐骨重叠。

3. 髋关节中心脱位 可明确股骨头向髋臼中心移位及髋臼骨折。CT可显示髋臼骨折程度及类型;螺旋CT三维成像可立体再现脱位骨折情况。同时应检查腹部内脏及盆腔血管损伤情况。

第四节　软组织损伤

一、椎间盘突出

是骨科的常见病和多发病,是脊柱源性神经痛的最常见原因。常见于颈椎和腰椎。是在椎间盘退变的基础上,无明显诱因或轻微外力导致椎间盘突出,压迫脊髓和神经根,产生相应的临床症状的一组综合征。青壮年为多见,男性多于女性,C_{4-5}、C_{5-6}、L_{4-5}及L_5-S_1椎间盘发病率最高。

【病因病理】

是在椎间盘退变的基础上,慢性劳损或外伤。椎间盘突出主要与以下因素有关:①外伤,是儿童和青少年椎间盘突出的主要因素。②职业:长期伏案工作、司机、重体力劳动者等等。③遗传易感因素。④先天性畸形:如阻滞椎、腰椎骶化、骶椎腰化等等,构成了椎间盘的损伤因素。⑤特殊因素:如女性妊娠导致椎间盘脱出。

椎间盘的结构由软骨板、纤维环和髓核组成。椎间盘的化学成分为胶原、弹性蛋白、蛋白多糖和水。髓核的水分从出生时的90%降低到30岁时的70%,并保持稳定到老年。椎间盘只有少量的血液供应,营养依靠软骨终板渗透,因而容易退变。后纵韧带薄而窄,故髓核易向后外方突出。站立位时椎间盘的压力最大,而平卧位时椎间盘的压力最小。

椎间盘压迫神经根的疼痛机制:机械压迫学说、化学性神经根炎症学说、椎间盘自身免疫学说。

【临床表现】

疼痛或放射性神经痛,呈神经根分布范围放射,发生率高达95%以上。感觉减退,局部麻木。脊柱生理性弧度改变,活动受限。在病变椎间隙的棘突旁常有压痛点,沿神经干放射。腱反射改变:肱二头肌腱反射、股四头肌腱反射减弱或消失。脊柱活动受限。肌肉萎缩或肌力下降。

【影像学表现】

影像学检查是诊断椎间盘突出症的重要手段。但只有影像学椎间盘病变表现而无临床症状则不能诊断为椎间盘突出症。

1. X线平片 平片表现可以完全正常,也可以有以下征象:椎间隙前窄后宽或前后等宽;脊柱生理弧度前弯变直或反弓、侧弯畸形;椎体后下角骨质增生或后翘突起;椎管内或椎间孔见游离骨块影;Schmorl结节出现,即在椎体上或下面显示一圆形或半圆形凹陷区,其边缘有硬化线,可对称见于相邻两个椎体的上、下面,并可累及几个椎体。

2. CT检查 用来观察脊柱不同组织的密度变化。CT检查还可以清晰了解椎管容积变化、关节突的退变、侧隐窝狭窄、黄韧带肥厚和后纵韧带骨化等等病变。

正常椎间盘后缘不超过椎体骨性终板的后缘,且中部略有凹陷呈肾形(图 3-32a)。椎间盘膨出表现为局部突出于椎体后缘的弧形软组织影,通常与椎间盘相连(图 3-32b),且密度多一致。椎间盘突出表现为硬膜外脂肪组织消失,突出的椎间盘组织从后方压迫硬膜囊或从后外侧压迫神经根,导致硬膜囊向一侧推移,神经根向不同方向移位(图 3-32c)。髓核在椎间盘平面上方或下方,其密度低于椎骨但高于硬脊膜及椎旁软组织,突出的椎间盘可钙化。硬脊膜外脂肪受压、移位,甚至消失,硬脊膜下腔前缘或侧方受压变形。向侧后方突出的椎间盘,可使侧隐窝前后径缩短,压迫相应的脊神经根使其向后移位,脊神经根亦可因水肿而增粗。椎管碘水造影后 CT 扫描有助于显示脊神经根鞘和硬脊膜腔的变化。

椎体后部骨质硬化及有时可见椎间相邻椎体上、下缘许莫(Schmorl)结节。

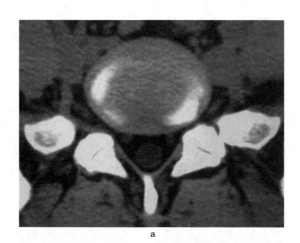

a

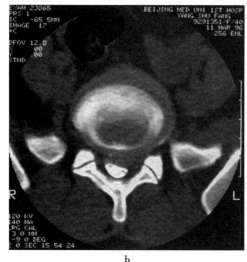

b

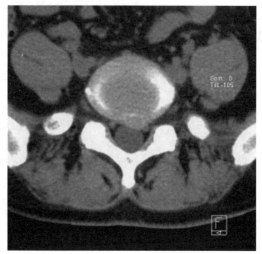

c

图 3-32 腰椎间盘的影像表现

a. 正常椎间盘 CT 表现;b. 腰椎间盘膨出 CT 表现;c. 椎间盘突出的 CT 表现

3. MRI 检查　对检查诊断椎间盘突出有重要意义。正常椎间盘在 T_1 加权图像上表现为均匀的减低信号,在 T_2 加权图像上呈高信号,在严重变性的椎间盘呈低信号,称为黑色椎间盘。

退变型:多无临床症状、体征。核磁扫描可见盘内含水量减少。

椎间盘膨隆:矢状位表现为变形椎间盘向后膨出,椎间隙变窄,T_1WI 和 T_2WI 上髓核信号均降低,T_2WI 上硬膜囊前方见低信号压迹。横轴位表现为边缘光滑的对称性膨出,硬膜囊前缘和两侧椎间孔脂肪见光滑、对称的轻度压迹。

椎间盘突出:矢状面表现为椎间盘呈舌状后伸,超过椎体后缘,在 T_2WI 上见椎间盘信号低于正常,压迫硬膜囊前缘出现明显凹陷。横断面见椎间盘侧方椎管内有软组织块影(图 3-33)。

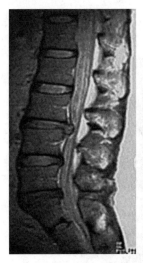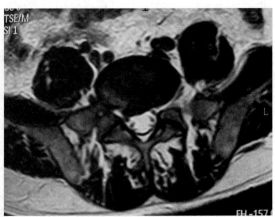

图 3-33　腰椎间盘突出 MRI 表现

椎间盘脱出:矢状面 T_1WI、T_2WI 均见髓核突入椎管呈块状,与未脱出部分之间有窄颈相连。横断面 T_1WI 上髓核脱出的残留处呈前、后方向裂隙状。Schmorl 结节矢状面 T_1WI、T_2WI 上均表现为椎体上缘或下缘与髓核相连的凹陷区,多与相连髓核等信号。

椎间盘游离:矢状面见椎间盘变薄,T_1WI、T_2WI 上均显示脱出节段椎间盘信号减低,坠入之髓核边缘不规则。横断面上显示脱出椎间盘层面无椎间盘组织,该层面上或下方层面的椎管内有块状影。

二、膝关节韧带损伤

前交叉韧带起于胫骨髁间隆凸前内侧及外侧半月板前角,止于股骨外髁内侧面后部,长约 4cm,宽度约为 2.8~5.1mm。可限制胫骨前移、膝关节过伸、内外旋转及内收和外展,并且它的胫骨附着点比股骨附着点面积宽大,故股骨附着点损伤较多。后交叉韧带起自胫骨髁间隆凸后部平台后援的关节面下方 5mm 处,止于股骨内髁外侧面后部,宽度约为 3.2~6.0mm。可限制胫骨后移、膝过伸、内旋、外展和内收,它的强度为前交叉韧带的两倍。

内(胫)侧副韧带起自股骨内侧收肌结节之下,止于胫骨的内侧,相当于胫骨粗隆水平,长度约 11cm,宽度约 1.5cm。分为深浅两层;浅层纤维为三角形,坚韧有力;深层与关节囊融合,部分与内侧半月板相连。对膝关节的稳定性起重要作用。外侧副韧带起于股骨外上髁,它伸向远侧呈腱性结构与股二头肌腱汇成联合腱止于腓骨小头,呈一个圆索条状结构,长约 5~7cm,在外侧副韧带和外侧半月板之间有滑囊相隔。

【病因】

1. 前交叉韧带损伤　复合性损伤多,单纯损伤较少。发生在韧带中部最多见,股骨附着点次之,胫骨附着点较少。易在下列情况下损伤:膝强力过屈或过伸而胫骨无旋转时;膝强力外展及内收;膝强力过伸内旋可发生单纯前交叉韧带损伤;胫骨强力固定而膝强力屈曲时,股骨向后移动;膝关节脱位。最常见的是合并内侧副韧带损伤,其次为后交叉韧带损伤,其他合并损伤较少。

2. 后交叉韧带损伤 多为强大暴力损伤,可造成膝关节旋转、伸直及侧方不稳定。常在下列情况损伤:常见于交通事故,屈膝时来自前方暴力致胫骨上端后移,可致单纯后交叉韧带断裂;膝过伸暴力可致韧带在股骨附着点损伤,易合并交叉韧带损伤;胫骨上端受到来自前方旋转暴力。多为复合损伤,合并内侧副韧带损伤最多见,单纯后交叉韧带损伤较少见。

3. 内侧副韧带损伤 较为常见。当膝关节突然遭受外翻或外翻加外旋暴力时使内侧副韧带损伤。膝屈曲同时有旋转损伤,内侧副韧带常在股骨附着处撕裂或断裂;膝关节于伸直位损伤,内侧副韧带常在胫骨附着处撕裂或断裂。内侧副韧带损伤合并内侧半月板、前交叉韧带损伤称之为膝关节损伤三联征。

4. 外侧副韧带损伤:单纯的外侧副韧带损伤较为少见。损伤多因暴力造成膝关节内翻,强大暴力可同时造成髂胫束及腓总神经损伤。

【临床表现】

多见于年轻运动员,有膝关节外伤史,关节疼痛无力,功能丧失,部分可闻及关节内摩擦音。膝关节压痛、肿胀、积液(血)。膝关节侧副韧带损伤处有压痛。

【影像学表现】

1. X 线检查 胫骨髁间隆凸撕脱骨折片应考虑为前交叉韧带损伤,胫骨髁后部撕脱骨折片应考虑后交叉韧带损伤。摄应力位片检查侧副韧带损伤,麻醉下置双膝关节于内翻或外翻为摄片,比较患侧和健侧关节间隙张开情况。如两侧间隙相差 4mm 以下为轻度撕裂,4~12mm 为部分断裂,12mm 以上为完全断裂。

2. MRI 检查 正常前交叉韧带在任何序列呈均匀低信号,部分因其前下端纤维分为 2~4 支,之间可见高信号的脂肪组织和滑液。前交叉韧带损伤有完全撕裂和部分撕裂。完全撕裂直接征象为:ACL 连续性中断,韧带扭曲呈波浪状,ACL 内形成假瘤,在 T_1WI 呈低信号,T_2WI 上呈高信号,并且见不到完整的纤维束,T_2WI 上 ACL 内呈现弥漫性高信号。完全断裂的间接征象为:ACL 和胫骨平台的夹角小于 45 度,膝外侧胫骨平台和股骨外侧的骨挫伤或骨软骨骨折,ACL 的角度减小,弧度增大,胫骨前移大于 7mm,外侧半月板后移位。前交叉韧带部分撕裂的 MRI 表现:韧带内的信号增高,但仍然见到连续的完整的纤维束,前交叉韧带变细,在某个序列中见到 ACL 断裂的间接征象,而在另一个序列中看到完整的 ACL。

正常 PCL 在任何序列呈均匀低信号,PCL 在常规矢状面或斜矢状面上均可在 1~2 个层面上显示。后交叉韧带断裂的征象。PCL 连续性中断,残余的韧带退缩、扭曲,MRI 上未显示 PCL,在 T_1WI、T_2WI 上呈不规则的高信号,PCL 胫骨附着点有撕脱的骨碎片和后交叉韧带相连而韧带的连续性未见中断。见(图 3-34)。

MRI 上正常副韧带在任何序列均为低信号。侧副韧带损伤 MRI 上表现为韧带内长 T_2WI 高信号。完全断裂表现为韧带连续性中断或韧带增粗、肿胀、韧带内弥漫性高信号。

3. 关节镜检查 为诊断交叉韧带损伤的重要手段,可直视下观察到损伤部位、程度,以及半月板及其他损伤,并可同时行修复手术。

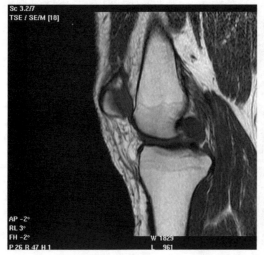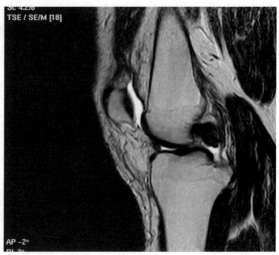

图 3-34 后交叉韧带断裂 MRI 表现

三、半月板损伤

半月板呈新月形,位于胫骨平台和股骨内、外髁透明软骨之间的半月状纤维软骨盘,表层为纤维软骨,内排列大量弹力纤维和胶原纤维,弹性大可抵抗压力。内侧半月板前角附于前交叉韧带前方髁间窝,后角附于后交叉韧前方的髁间窝,边缘与内侧副韧带相连,活动范围较小。形状大而薄,呈 C 形。外侧半月板前角附在前交叉韧带后方外侧髁间隆凸,后角附于外侧髁间隆凸后方,边缘不与外侧副韧带相连,活动范围较大。形状小而厚,呈近于"O"形。半月板边缘部分由邻近关节囊和滑膜的血管供血,损伤修复后可获良好愈合。其他部位血供差,几乎不能愈合。外侧半月板常有先天发育畸形,易受损伤,称盘状半月板。

【病因病理】

半月板损伤多发生在患者剧烈运动时,膝负重屈曲时,足和小腿相对固定,大腿突然旋转,此时半月板常不能随股骨髁在胫骨平台上运动而卡压在股骨髁和胫骨平台之间,瞬间导致碾轧伤。膝屈曲外展时,股骨突然强力内旋和伸直,常发生内侧半月板损伤,如踢足球;膝屈曲内收时,股骨突然外旋并伸直,常发生外侧半月板损伤。所以半月板损伤必须有四个因素:膝关节半屈曲、外展或内收、重力挤压和旋转力量。

知识拓展

按病因的 Groh 分类

Ⅰ型:急性外伤性撕裂。是最常见的。明确外伤史,多为运动员,撕裂呈纵裂或边缘裂。

Ⅱ型:自发性撕裂。原发性退行性改变。好发于长期跪位或蹲位工作的患者,水平撕裂多见。

Ⅲ型:外伤撕裂晚期改变。继发性改变。首次外伤造成较小的损伤,例如附着区的部分撕裂,没有完全愈合,继续机械损伤,撕裂逐渐扩大;或局部退变的基础上继续承受应力,或再次较小的外伤后,又有新的撕裂。

Ⅳ型:韧带损伤后的晚期改变。假性原发性退变。原有韧带损伤,膝关节不稳定,使半月板负担加重。例如前内侧旋转不稳定继发内侧半月板后角的退变撕裂;前外侧旋转不稳定引起外侧半月板后角的退变撕裂。

【临床表现】

患者多为青壮年,有膝关节运动损伤史,疼痛位于关节一侧,伴肿胀和功能障碍,部分病人曾经听到或感觉到关节内撕裂声。肿胀消退后,行走时疼痛且可有弹响声,股四头肌萎缩。

【影像学表现和分型】

半月板由缺乏水分子的纤维软骨组成,在 MRI 所有序列上均表现为均匀低信号影,其中以 T_2WI 脂肪抑制图像显示半月板最好。关节软骨和关节液在 T_2WI 和 T_2WI 脂肪抑制图像上皆为高信号,可与半月板所形成的低信号形成良好的对比。半月板变性和撕裂使纤维软骨内的游离氢质子增加以及关节液渗入,在 MRI 上表现为半月板内出现高信号。诊断半月板损伤必须在冠状面和矢状面上都看到半月板内高信号,并延伸至关节边缘。线型或球形高信号影没有延伸到关节边缘则提示半月板变性;半月板形态异常(图 3-35)。半月板损伤的 MRI 分级(0~Ⅲ级)和形态学特征:

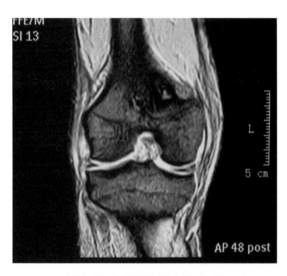

图 3-35 半月板损伤 MRI 表现

0 级:为正常半月板,表现为均匀低信号且形态规则。

Ⅰ级:不与半月板关节面相接触的灶性的球形或椭圆形的信号增高影。

Ⅱ级:水平的、线形的半月板内信号增高,可延伸到半月板的关节囊缘,但没有到达关节板的关节面缘。

Ⅲ级:半月板内的高信号到达半月板的关节面。又分为ⅢA 型:线状的高信号到达关节边缘;ⅢB 型:不规则的高信号到达关节的边缘。

关节造影术:空气或碘溶液对比造影,诊断率为 80%。

关节镜检查:准确率超过 90%,并可直观的确定损伤部位和类型,以及有无其他合并损伤或病变。

复习思考题

1. 骨骺损伤的常用分型及具体内容是什么?
2. 胫骨平台骨折的 Schatzker 分型?
3. 请简述脊柱骨折的三柱理论?
4. 髋关节脱位的分型及其主要内容?
5. 半月板损伤的 MRI 诊断及分级标准?

(申小年)

第四章 感染

 学习要点

1. 急性化脓性骨髓炎影像学表现、诊断及鉴别诊断。
2. 慢性化脓性骨髓炎影像学表现、两种特殊类型的影像学表现、诊断及鉴别诊断。
3. 骨结核影像学表现、诊断及鉴别诊断。

第一节 骨关节化脓性感染

化脓性骨髓炎(purulent osteomyelitis)是指化脓性细菌侵犯骨髓、骨和骨膜引起的炎症。按其病情发展和病理改变,分为急性和慢性骨髓炎两类。骨髓炎感染途径有三种:①血源性感染;②相邻软组织或关节之间蔓延;③开放性骨折或者火器伤导致感染。其中随着创伤病人的增加,开放性感染逐渐增多。血源性感染是最为典型的感染来源,并且破坏最严重。

一、急性化脓性骨髓炎

急性化脓性骨髓炎常见于儿童、少年,男孩居多。化脓性骨髓炎可侵犯任何骨,但长骨多见,发病率从高到低依次为胫骨、股骨、肱骨、桡骨。

【病因病理】

化脓性骨髓炎最常见的感染菌为金黄色葡萄球菌。细菌经滋养动脉进入骨髓,常比较多的停留于儿童长骨干骺端邻近骺板的松质骨区域,引起局部化脓性炎症。因为在此区域有许多终末小动脉,血供丰富,血流缓慢,细菌易在此繁殖,并聚集成团,在细小的动脉内形成栓塞,阻塞血管末端,使局部组织坏死,从而利于细菌的生长和感染的发生。

感染开始后2天细菌就可以损坏干骺端毛细血管循环,生成脓液。脓液可较快地沿着骨髓腔蔓延,导致骨内压升高,并通过哈弗管和福尔克曼管进入骨膜下,形成骨膜下脓肿,并使骨外膜与骨皮质分离。骨膜下脓肿在骨膜下蔓延后可以再次经哈弗管入骨髓腔,也可以穿过骨膜蔓延至软组织内形成软组织脓肿,甚至于穿破皮肤,形成脓性瘘管。由于骨膜被脓肿掀起和血栓性动脉炎,使得骨质血供发生障碍从而导致骨质坏死,与相邻的活骨分离形成死骨。严重时可发生整个骨干的坏死。

骨髓炎发病约10天后开始出现坏死骨的吸收和新生骨的形成。死骨被由于骨膜受炎症刺激而生成的新生骨所包绕,称为骨枢。其内小块的死骨可以被吸收或经窦道排出,而大块的死骨不能被吸收或排出,死腔不能闭合,伤口长期不愈合,导致炎症转为慢性骨髓炎。

2岁以内的婴幼儿与成人相比,由于骨结构上有差异,所以其病理过程不同。由于婴幼儿骨皮质较薄,骨膜附着较松,感染灶容易穿透骨皮质形成骨膜下脓肿从而减压,其骨膜反

82

应骨形成量多,骨枢较厚且完整,骨修复迅速。儿童的骺板软骨对化脓性感染起到了一定的阻挡作用,故感染极少穿越骺板侵入关节;相反成年后骺板愈合,感染可侵入关节引起化脓性关节炎。

【临床表现】

临床上表现为起病急,开始就有全身中毒症状,多有高热、寒战、脉搏快、口干。局部有剧烈疼痛,并惧怕移动患肢。患处红、肿、热,有压痛,触之有波动感,穿刺可以吸取到脓液。血液中白细胞数量增高。

【影像学表现】

(一) X 线表现

1. 发病两周内,主要表现为软组织肿胀,骨质改变常不明显,因此早期 X 线检查阴性并不能排除急性化脓性骨髓炎。

2. 发病两周后,长骨干骺端骨松质中出现局限性骨质疏松,继而形成多发的、分散的、不规则的骨质破坏区,骨小梁模糊、消失,破坏区的边缘模糊。之后骨质破坏可累及骨皮质,甚至整个骨干。骨皮质坏死与周围分离形成死骨,在 X 线上表现为小片或长条状致密影。如大部分骨干成为死骨,则常并发病理性骨折。骨质破坏的同时,出现骨质增生,X 线表现为骨破坏区周围密度增高。由于骨膜被掀起,可出现骨膜反应及新生骨形成。X 线表现为骨皮质表面形成葱皮样致密影。少数化脓性病变可破坏骺板或穿过关节软骨进入关节。X 线表现为干骺端先期钙化带消失或骨性关节面中断、消失,关节间隙变窄(图 4-1)。

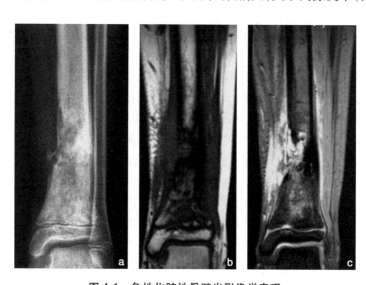

图 4-1 急性化脓性骨髓炎影像学表现

a. X 线片示胫骨下端干骺端、中下端骨干溶骨性破坏伴病理骨折;b. 且有少量的骨膜新生骨;c. MRI 病灶 T_1WI 低信号,T_2WI 高信号

(二) CT 表现

相比于 X 线,CT 更容易发现病变骨内小的侵蚀破坏和周围软组织肿胀或脓肿形成。但对病变早期出现的薄层骨膜新生骨难以发现。软组织脓肿 CT 上表现为低密度的脓腔位于中心,周围环状软组织密度影是脓肿壁,是由炎性肉芽组织和纤维组织构成。增强扫描脓肿壁呈环状强化。软组织内泡状含气影位于低密度网状组织与脓肿之间,是脓肿的重要征象。

骨髓腔破坏在骨干表现为水肿、脓肿和肉芽组织形成,这些密度均高于正常的黄骨髓;在干骺端小片状低密度影为松质骨的破坏。脓腔内可见边缘模糊的高密度碎块影,是由残余骨小梁形成的。骨皮质破坏、中断常与髓腔内破坏灶相邻。

(三) MRI 表现

优势在于骨髓炎和软组织感染方面,易于鉴别正常的黄骨髓与髓腔内炎性浸润,因而可以确定骨质破坏前的早期感染。骨质破坏在 T_1WI 上是低或等信号,而骨髓脂肪则是高信号。T_2WI 对脓肿的确诊很有价值,病灶内液体成分如出血和脓液均是高信号,死骨为低信号,周围组织为高信号。骨膜反应与骨皮质平行的线状高信号,而外缘的骨膜骨化则为低信号线样影,相邻软组织肿胀为高信号。脂肪抑制序列骨髓炎性病灶为高信号。增强扫描,T_1WI 炎性病灶信号增强,液化坏死区不增强,脓肿壁强化,较厚且不规则。

【诊断与鉴别诊断】

急性化脓性骨髓炎主要表现在于不同范围的骨质破坏,不同程度的骨膜新生骨形成和死骨。虽以骨破坏为主,但骨质破坏区周围的骨质增生和骨膜新生骨等修复也已开始。并且这些修复反应随病程延迟而逐渐明显。本病应当与恶性骨肿瘤如尤因肉瘤、成骨肉瘤相鉴别,恶性骨肿瘤的骨破坏周围不一定有骨质增生,即使有也不会随病程延长而逐渐明显。在工作中需临床、影像学、病理三者结合,进行综合分析予以判断。

二、慢性化脓性骨髓炎

【病因病理】

慢性化脓性骨髓炎是由于急性化脓性骨髓炎治疗不及时或不当所致。其致病菌最常见的也是金黄色葡萄球菌。急性化脓性骨髓炎到慢性化脓性骨髓炎是逐渐发展变化的过程,不是以疾病的时间长短划分。在急性期若未及时恰当的治疗,虽脓液穿破皮肤得到引流,急性炎症得以逐渐消退,但死骨未能排出或被吸收,其周围骨质增生,形成死腔。死腔内有细菌残留,渗出物被肉芽组织所取代。在死腔内的组织缺少血液供应,身体的抗菌能力和药物难以到达,而窦道有时又可暂时闭合,当脓液得不到引流或患者抵抗力下降时,又可复发急性炎症。待脓液重新穿破流出,炎症又消退。如此反复的发作,形成慢性化脓性骨髓炎。

【临床表现】

在静止期可无全身和(或)局部症状。但急性发作时,可出现发热、畏寒等全身症状及局部红肿热痛。病变可迁延数年以上,局部窦道流脓,死骨也可流出,时好时坏,长期不愈合。患侧肢体可有畸形。

【影像学表现】

(一) X 线表现

主要表现为广泛的骨质增生、硬化、脓腔和死骨的存在。骨膜新生骨显著,骨内膜增生导致髓腔变窄甚至闭塞消失;骨外膜增生导致骨干增粗,轮廓不规整(图 4-2)。脓腔周围明显骨质增生、硬化。较大的死骨容易发现,小的死骨可被骨质硬化所掩盖。周围软组织以增生修复为主,可形成局限性肿块,但随访过程中,肿块逐渐缩小。

(二) CT 表现

比 X 线更易发现死骨和骨内脓肿。

(三) MRI 表现

骨质增生、硬化、死骨、骨膜增生在 T_1WI、T_2WI 上均为低信号。另外可以对炎症组织、

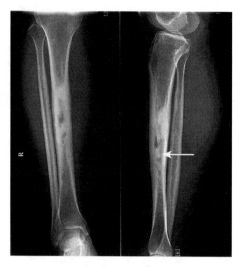

图 4-2 慢性化脓性骨髓炎 X 线表现
右侧胫骨不规则增粗,是骨膜增生形成的骨包壳,其内可见死骨和骨质缺损

脓肿、窦道和瘘管进行更好的显示,对不典型骨髓炎与肿瘤的鉴别很有帮助。

慢性骨髓炎可有以下几种特殊类型:

1. 慢性骨脓肿(Brodie 脓肿) 多见于儿童和青年,好发于胫骨两端、股骨、肱骨下端。X线表现为长骨干骺端中央或略偏一侧的圆形或卵圆性骨质破坏区。早期边缘常较模糊,周围无明显硬化。随病变进展,周围可出现反应性骨硬化。骨膜反应和死骨少见。

2. 慢性硬化性骨髓炎 又称 Garre 骨髓炎。多见于儿童和青少年。好发于长骨干,如胫骨、腓骨、尺骨等。X 线表现为骨质增生硬化,骨皮质增厚,髓腔狭窄或闭塞。长骨干呈梭形增粗,边缘光整。一般无死骨形成。

【诊断与鉴别诊断】

有急性化脓性骨髓炎病史,反复发作的慢性炎症,结合 X 线片,比较容易诊断本病。

如感染仅限于骨膜下,引起局限性不典型骨髓炎则应与骨样骨瘤、硬化型骨肉瘤相鉴别。骨样骨瘤 X 线片上瘤巢的骨质破坏区呈低密度透亮影,其内有钙化或骨化影,周围绕以高密度的骨质硬化环。硬化型骨肉瘤可见 Codman 三角,周围的软组织肿块也是重要鉴别点。

三、化脓性关节炎

化脓性关节炎是细菌感染关节滑膜从而引起的关节化脓性炎症。儿童和婴儿多见。最常累及膝、髋关节,其次是肘、肩以及踝关节。

【病因病理】

致病菌以金黄色葡萄球菌最为常见,其次是溶血性链球菌、肺炎双球菌以及大肠埃希菌等。主要以血行播散为主,也可以是开放性损伤,手术或关节穿刺的继发感染或者周围软组织感染蔓延而来。

化脓性关节炎病理改变大致分三个阶段,但三个阶段无明确界限,有时某一个阶段可独立存在。

1. 浆液性渗出期 关节滑膜充血、水肿、白细胞浸润。关节腔内可有浆液性渗出液,其内有大量白细胞。

2. 浆液纤维蛋白性渗出期 随着炎症的继续发展,渗出液增多。关节感染时,滑膜、血管对蛋白的通透性增高,导致关节内有纤维蛋白沉积,并附着于关节软骨表面,关节软骨失去润滑的表面,进而软骨面发生破坏。纤维蛋白还可形成关节内纤维性粘连,导致功能障碍。

3. 脓性渗出期 渗出液变为脓性,其内含有大量细菌和脓细胞,多核细胞死亡后释放的蛋白分解酶使关节软骨溶解、滑膜破坏、关节囊与周围软组织蜂窝织炎性改变。严重者关节活动障碍,甚至完全于非功能位强直。

【临床表现】

发病急,可有寒战、高热等菌血症表现,局部关节肿胀,有红、肿、热、痛等炎症表现。关节可常处于屈曲状态,久之可关节挛缩,甚至半脱位或脱位。

【影像学表现】

1. X 线表现 早期仅可见关节周围软组织肿胀,局部骨质疏松,关节间隙增宽。随着病变进展,关节间隙变窄,软骨下骨质疏松破坏,以持重面为主。随着破坏范围扩大,可有大片骨质破坏和死骨(图 4-3)。关节结构被严重破坏时,可有病理性关节脱位。儿童还可导致骨骺分离。病变晚期多有关节骨性强直,周围软组织内可有钙化。

2. CT 表现 对复杂关节,如髋、肩以及骶髂关节等,骨质破坏和脓肿侵犯范围的显示比 X 线敏感。

3. MRI 表现 化脓性关节炎的滑膜炎与关节渗出液的显示比 X 线和 CT 敏感,明确显示炎症侵犯周围软组织的范围,另外还可以显示关节囊、肌腱、韧带及软骨等破坏状况。

【诊断与鉴别诊断】

根据临床表现、影像学特征进行诊断,尤其是关节穿刺抽出的脓液经过镜检和细菌培养可确诊。

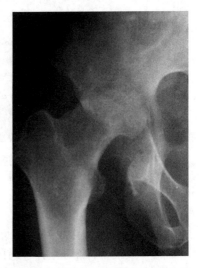

图 4-3 右髋关节化脓性关节炎 X 线表现

骨性关节面骨质破坏明显,持重面为主,伴病理性脱位

本病应与关节结核相鉴别,关节结核病程长,无急性症状,关节边缘性的侵蚀破坏与骨质疏松为其主要特征,晚期发生纤维强直,极少出现骨性强直。另外类风湿关节炎等,由于其发病隐匿,容易与本病鉴别。

四、化脓性脊椎炎

又称化脓性脊椎骨髓炎,相比于四肢化脓性骨髓炎,化脓性脊柱炎少见,仅占所有骨髓炎的 2%~4%。成人多见,腰椎和下胸椎最容易受累,颈椎少见。

【病因病理】

致病菌主要为金黄色葡萄球菌。感染途径有两个:①血源性感染,病菌可以通过动脉或者椎静脉系统进入脊柱;②直接侵入,如腰穿、椎间盘髓核摘除等,致病菌可直接侵入脊柱和椎管。

成人脊柱骺板是造血功能最活跃的区域。当致病菌经血流侵入脊柱后,可以在椎体骺板的毛细血管内停留,并导致终末毛细血管栓塞,从而形成脓肿。机体抵抗力较弱、细菌致病毒性强或者治疗不及时,感染便会迅速蔓延。感染始于骺板,向椎体和椎间盘蔓延,少数会累及椎弓根和附件。感染也可以发生于椎体前缘,于椎体表面沿着骨膜下扩散,可累及多个椎体,但较少波及椎间盘。感染亦可以发生于椎体中央,感染仅限于一个椎体,上下椎间盘仍可保持正常。

化脓性骨髓炎和脊柱炎的病理特点有相似之处,骨破坏和骨形成同时存在。早期以骨破坏为主,但也出现新骨生成,晚期骨硬化为主。假使感染没有被控制,脓肿会向周围组织间隙扩散,如沿着腰大肌扩散至腰部、腹股沟处;胸椎则会有椎旁脓肿;颈椎扩散至咽后壁或者颈后三角。当脓肿流至皮下组织,可穿破皮肤流出体外。感染向后蔓延则破坏椎体后侧皮质、椎间盘纤维环,形成硬膜外脓肿,严重者可导致硬脑膜炎、蛛网膜炎和脊髓炎,并造成截瘫。

【临床表现】

起病急,有发热、寒战、乏力及其他败血症症状。常因腰或背部剧痛被迫卧床,但卧床后疼痛不能缓解。有压痛及棘突叩击痛。脊柱活动明显受限。

【影像学表现】

1. X线表现 病变开始于椎体终板下的骨松质,然后逐渐向椎体中心发展,同时破坏椎间盘,使椎间隙逐渐变窄,相邻椎体边缘也出现破坏。病变特点是破坏的同时周围修复,表现是椎体骨质硬化,椎旁或前缘特征性的粗大骨桥形成(图4-4)。可伴有椎旁软组织脓肿形成,但与结核形成的寒性脓肿相比要小。

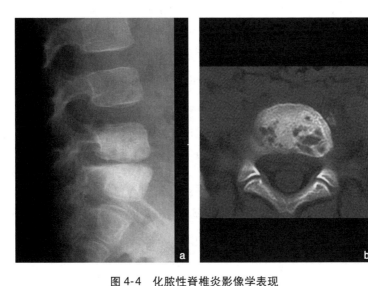

图4-4 化脓性脊椎炎影像学表现

a. X线:L_5/S_1椎间隙变窄,椎体相邻缘骨质硬化明显;b. CT:椎体内见低密度的骨质破坏区,另可见骨质硬化和周围软组织肿胀

2. CT表现 相比于X线,可清楚地显示椎体终板骨质破坏和软组织变化,尤其是椎体终板骨质破坏灶周边的骨质硬化(图4-3)。增强扫描可以更清楚显示脓肿。

3. MRI表现 相比于X线和CT,能显示骨髓水肿,在两者显示正常时,MRI就能显示脊椎炎的骨髓水肿,T_1WI上为低信号,T_2WI为高信号,增强扫描为不均匀强化。

【诊断与鉴别诊断】

根据病史和临床症状及影像学检查,诊断本病困难不大,但仍需和以下疾病进行鉴别:①脊柱边缘型结核,有结核病史,且发病缓慢,疼痛相对较轻,合并有低热、盗汗等结核症状,所形成的椎旁脓肿要大于化脓性脊椎炎形成的脓肿,无骨赘、骨桥形成,椎体骨性终板破坏灶周围无硬化。②伤寒性脊柱炎,有典型病史,病变常侵犯一侧椎弓根,椎旁的软组织肿块不对称,也不一定呈梭形。

第二节 骨关节结核

骨关节结核(tuberculosis of bone and joint)95%以上继发于肺结核。多发于儿童和青年。脊椎结核发病率最高,占全部病例的一半以上;其次是关节结核;其余骨结核较少见。

【病因病理】

病原以人型结核杆菌为主,极少为牛型结核杆菌。结核菌多由呼吸道原发病灶经过血行、淋巴播散到全身各个脏器组织,包括骨关节。绝大多数的结核菌被人体防御机制所消灭。当机体免疫力降低时,潜伏在骨关节中的少量结核菌迅速繁殖,从而发病。

骨关节结核的组织病理变化主要有渗出、增殖、干酪样变性三种。骨内病变区有大量巨噬细胞浸润,常伴有纤维蛋白的渗出,病变的特殊性不明显。增殖是以结核结节的形成为特征,巨噬细胞吞噬结核菌后变成上皮样细胞,再通过分裂或者融合成为朗格汉斯细胞,呈环状或马蹄状排列,外围有淋巴细胞浸润。结节的中央发生大小不等的干酪样坏死,干酪灶中常伴有死骨或者钙化,呈砂粒状,也可以形成较大的死骨,亦可以液化成脓肿。干酪样坏死物中极易找到结核菌。

【临床表现】

骨关节结核多为单发。起病隐袭,病程缓慢,症状较轻。患者可有午后低热、盗汗、食欲差、乏力等,但少数患者可无以上全身症状。局部常有患病关节功能障碍。位置浅表的关节肿胀早期易被发现,位置较深的脊柱和髋关节等病灶,早期肿胀或脓肿不容易被发现,只有到晚期脓肿移行至体表时,可见局部表皮潮红,皮温也可稍升高,称之为寒性脓肿或冷脓肿。初期局部疼痛不明显,只有病灶发展刺激到邻近神经,如胸椎结核引起肋间神经痛,腰椎结核引起腰腿痛等;或当单纯的骨结核、滑膜结核发展成为全关节结核时疼痛也加重。晚期全关节结核因关节结构严重破坏继发病理性脱位或半脱位,即便不脱位,也会因保护性肌肉痉挛使关节处于非功能位,从而导致各种畸形。脊柱结核则表现为后突畸形。

【影像学表现】

(一) 脊椎结核

1. X线表现

(1) 骨质破坏:按最先骨质破坏的部位分为①中心型(椎体型),胸椎多见,椎体内可见类圆形或不规则的骨缺损区,边缘不清,内可有小的死骨。病变进一步发展,椎体可塌陷变扁,呈楔形改变。若再继续发展,则整个椎体均可被破坏、消失。②边缘型(椎间型),腰椎多见。椎体上、下缘开始骨质破坏,再向椎体和椎间盘侵蚀蔓延,使椎间隙变窄(图4-5)。③韧带下型(椎旁型),胸椎多见,病变于前纵韧带下扩展,椎体前缘破坏,但椎间盘可保持完整。④附件型,较少见,脊椎附件骨破坏为主,累及关节突时常跨越关节。

(2) 椎间隙变窄或消失:为诊断脊椎结核的重要证据。

(3) 冷脓肿:腰椎结核可形成腰大肌脓肿,表现为一侧或两侧腰大肌轮廓不清或呈弧形突出。胸椎结核则形成椎旁脓肿,表现为胸椎两侧梭形软组织肿胀,边缘清晰。颈椎结核形成的是咽后壁脓肿,表现为咽后壁软组织呈弧形前突。如冷脓肿时间较长则可出现不规则钙化。

(4) 后突畸形:病变广泛,多数椎体受累所致。

2. CT表现 与X线相比能清楚的显示骨质破坏;能更易于发现死骨和病理骨折碎片;

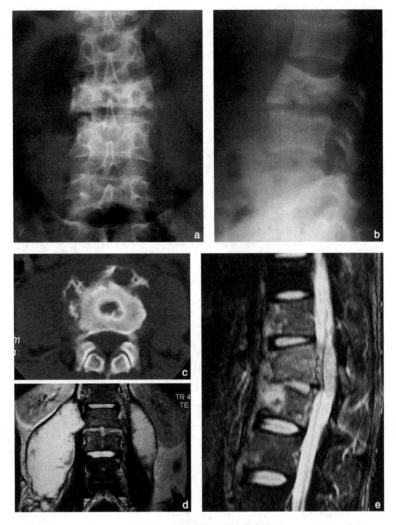

图 4-5　脊椎结核影像学表现

a、b. 腰椎正侧位:腰 3、4 椎体相对缘骨质破坏,椎间隙明显变窄,腰 3 椎体
呈楔形改变;c. CT:椎体溶骨性破坏,边缘不清,周围软组织明显肿胀;
d、e. MRI:腰 1、2 椎体相对缘和前缘骨质破坏,椎间隙明显变窄,椎间盘破
坏,椎管内及两侧可见较大的脓肿形成

能更明确脓肿大小、位置及与周围组织的关系;能显示椎管内受累情况。

3. MRI 表现　是目前诊断脊椎结核最敏感、有效的方法。可发现病变早期椎体内的炎性水肿,以便于早期诊断。破坏的椎体和椎间盘 T_1WI 呈较低信号,少数呈混杂低信号;T_2WI 呈混杂高信号;增强扫描多为不均匀强化。椎体终板附近可见低信号的米粒状病变,此为特征性病变。另外 MRI 能清楚显示脊椎结核沿着前纵韧带下蔓延的特点。冷脓肿 T_1WI 呈低信号,少数为等信号;T_2WI 呈混杂的高信号,部分呈均匀高信号;增强扫描可有均匀强化、不均匀强化和环状强化,脓肿壁薄且均匀。附件结核破坏灶在脂肪抑制序列上能清晰显示附件结构破坏,呈明显高信号。

（二）关节结核

1. X 线表现

（1）骨关节结核：髋、肘关节常见，在骨骺和干骺端结核的基础上，出现关节周围软组织的肿胀，关节骨质破坏和关节间隙不对称狭窄。

（2）滑膜型关节结核：膝和踝关节常见。早期表现为关节囊和软组织肿胀，软组织层次模糊，关节间隙正常或稍微增宽，邻近关节骨质疏松。随着病变发展，关节非承重面上出现虫蚀状骨质破坏，而且关节上下边缘多对称受累（图4-6）。晚期，病变修复，关节面的破坏边缘可出现硬化。严重者，病变愈合后形成关节强直，多为纤维性强直。

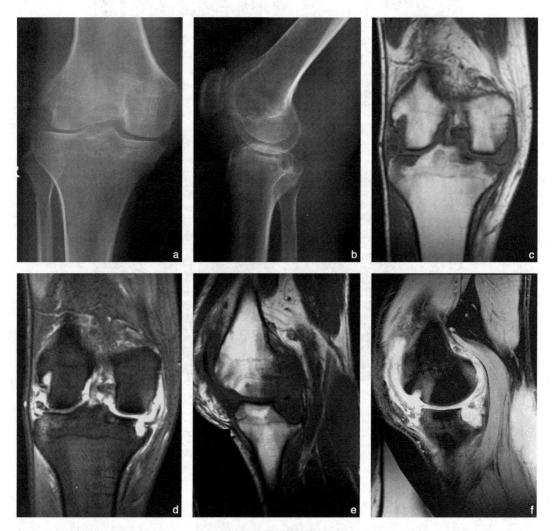

图4-6　膝关节结核影像学表现

a~b. 膝关节正侧位：关节间隙变窄，关节非持重面骨质破坏；c~f. MRI 冠状和矢状面 T_1WI（c、e）和 T_2WI（d、f）：关节骨质、关节软骨及半月板均破坏，关节腔和其滑液囊内的积液 T_1WI 低信号，T_2WI 高信号

2. CT 表现　滑膜型结核 CT 上能清楚显示关节囊增厚、关节腔积液以及周围软组织肿胀，可确定脓肿部位和范围。增强扫描，脓肿壁和关节囊呈均匀强化。

3. MRI 表现　信号的变化能充分全面的反映关节结核的病理变化：关节腔积液、滑膜肿胀充血、关节周围冷脓肿、结核肉芽组织和软骨及软骨下骨破坏等。对诊断及鉴别诊断提供很多帮助。

（三）骨结核

X 线表现

（1）长骨骨骺与干骺端结核：股骨上端、尺骨上端和桡骨下端常见，其次是胫骨上端、肱骨下端和股骨下端。分中心型和边缘型。①中心型：早期为局限性骨质疏松，随后出现散在点状骨质破坏并逐渐扩大融合，邻近无明显骨质增生，骨膜反应轻微（图 4-7）。在骨质破坏区可见"泥沙"样死骨。破坏灶常横跨骺线。②边缘型：多见于骺板愈合后的骺端，尤其是长骨的骨突处（如股骨大粗隆）。早期为局部骨质糜烂，随着病变进展，可形成不规则的骨质缺损区，可伴有薄层硬化边，周围软组织肿胀。

（2）短骨骨干结核：好发于 5 岁以下儿童，多见于近节指（趾）骨，早期仅表现为骨质疏松，病变进展，骨内可形成囊性破坏，骨皮质变薄，骨干中央膨胀，故又称为骨"气鼓"。但很少侵犯关节。

【诊断与鉴别诊断】

根据病史、临床表现、X 线片、实验室检查和病理组织学检查等资料相结合来确诊。

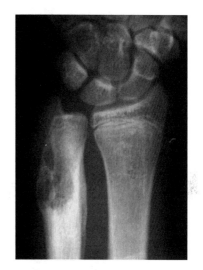

图 4-7　长骨结核 X 线表现
右侧胫骨干骺端不规则骨质破坏区，邻近无骨质增生

脊椎结核应与化脓性脊椎炎、脊椎转移瘤相鉴别。化脓性脊柱炎多为单或双椎体发病，破坏速度快，骨质增生明显。脊椎转移瘤则很少累及椎间盘和沿前纵韧带下蔓延，而椎弓根的破坏则常是脊椎转移瘤的明显征象，脊椎结核极少单独累及椎弓根。

关节结核应与化脓性关节炎和类风湿关节炎鉴别。化脓性关节炎，起病急，体征明显且病变速度快。骨破坏发生于关节承重面，常伴有增生硬化，骨质疏松不明显，最后形成多为骨性强直。类风湿关节炎关节间隙变窄时间出现早，并且是均匀性狭窄，而后再侵犯骨性关节面，常对称性侵及多个关节。

长骨骨骺结核应与骨囊肿、成软骨细胞瘤和化脓性骨髓炎鉴别。骨囊肿多为卵圆形透亮区，病灶长径与骨干长轴一致，并由一完整的致密包壳围绕，长骨骨骺结核病灶内则有"泥沙"样死骨。成软骨细胞瘤边缘呈分叶状，与长骨骨骺结核不同。化脓性骨髓炎骨质增生明显，骨膜反应明显，病灶极少穿越骺板，这些则与长骨结核正好相反。

短骨骨干结核应与内生软骨瘤鉴别。内生软骨瘤呈偏心性膨胀生长，与短骨骨干结核骨干中央膨胀相反。

复习思考题

1. 急性化脓性骨髓髓炎的影像学表现是什么？
2. 慢性化脓性骨髓炎的 X 线表现是什么？
3. 脊柱结核的 X 线表现。
4. 关节结核的影像学表现。

（朱维杰）

第五章 骨肿瘤

 学习要点

1. 骨肿瘤的分类。
2. 骨肿瘤的诊断方法。
3. 常见良性骨肿瘤的影像学表现。
4. 常见恶性骨肿瘤的影像学表现。

第一节 总 论

发生于骨内的肿瘤,无论原发或继发,都称为骨肿瘤。骨肿瘤虽然较其他系统的肿瘤发病率低,但其临床、病理和影像学表现却复杂多变。影像学检查除对少数征象典型的易于确诊外,大多数病例的影像学表现缺乏特征性,需要结合临床和实验室病理检查才能正确诊断。

一、骨肿瘤的分类

骨肿瘤包括原发性骨肿瘤、继发性骨肿瘤和瘤样病变。原发性骨肿瘤一般分为良性骨肿瘤和恶性骨肿瘤。良性骨肿瘤以骨瘤、骨软骨瘤、软骨瘤较为多见;恶性骨肿瘤以骨肉瘤、软骨肉瘤、纤维肉瘤为多见。由于骨组织来源于中胚层结缔组织,发生在骨组织的恶性肿瘤都称之为"肉瘤"。骨肿瘤以股骨和胫骨发生最多,如骨肉瘤、骨巨细胞瘤、骨软骨瘤等。发生躯体肿瘤较少,如转移瘤、多发性骨髓瘤及软骨肉瘤等。脊索瘤以脊椎为特发部位,尤以骶椎最多。软骨瘤多发生于手足各短管状骨。骨肿瘤的分类见表 5-1。

表 5-1 骨肿瘤的分类

良性骨肿瘤	恶性骨肿瘤	转移性骨肿瘤	骨肿瘤样变
骨瘤	骨肉瘤	溶骨性	骨囊肿
骨样骨瘤	软骨肉瘤	成骨性	动脉瘤样骨囊肿
骨巨细胞瘤	骨纤维肉瘤	混合性	骨内性腱鞘囊肿
良性成骨细胞瘤	骨尤因瘤		骨纤维异常增殖症
软骨瘤	原发性骨网状细胞肉瘤		畸形性骨炎
骨软骨瘤	骨髓瘤		
良性成软骨细胞瘤	骨血骨肉瘤		
非骨化性纤维瘤	骨恶性淋巴瘤		
软骨黏液样细胞瘤	骨脂肪肉瘤		

续表

良性骨肿瘤	恶性骨肿瘤	转移性骨肿瘤	骨肿瘤样变
硬韧带性纤维瘤	脊索瘤		
骨化性纤维瘤			
骨血管瘤			
骨淋巴管瘤			
骨脂肪瘤			
骨神经鞘瘤			
表皮样囊肿			
长骨造釉细胞瘤			
长牙骨质瘤			

二、骨肿瘤的诊断

骨肿瘤的诊断首选 X 线检查,对确定骨肿瘤的性质和种类能提供有价值的资料,部分骨肿瘤诊断需对 CT、MRI 图像综合分析判断。骨肿瘤的诊断须结合临床资料,应注意肿瘤的发病率、发病年龄、症状、体征和实验室检查结果等,这些资料对骨肿瘤定性诊断有一定的帮助。对疑难病例,还应通过随访观察,才能达到正确诊断。

【临床表现】

1. 发病率 原发骨肿瘤占全部肿瘤的 2%~3%,恶性骨肿瘤约占全部恶性肿瘤的 1%。良性骨肿瘤占 48.54%,以骨软骨瘤为最常见,其次为骨巨细胞瘤、软骨瘤、骨瘤等;恶性占40.69%,以骨肉瘤最多见,其次为软骨肉瘤、纤维肉瘤、骨髓瘤和尤文瘤等,瘤样病变占10.87%。良性骨肿瘤中以骨软骨瘤多见;恶性骨肿瘤以转移癌多见;原发性恶性骨肿瘤常见骨肉瘤。

2. 年龄和性别 任何年龄均可能发生骨肿瘤,但多数骨肿瘤患者的年龄分布有一定的规律性。婴幼儿以急性白血病和成神经细胞瘤的骨转移较常见,少年以尤因瘤多见,青少年好发骨肉瘤、骨瘤、骨软骨瘤,而 40 岁以上,则多为骨髓瘤和转移瘤。骨肿瘤发病男多于女。

3. 症状与体征:良性骨肿瘤病程长,较少引起疼痛,恶性者,疼痛常是首发症状,而且常是剧痛,早期为间歇性,晚期为持续性。良性骨肿瘤的肿块边界清楚,压痛不明显,而恶性者则边界不清,压痛明显。良性骨肿瘤患者健康情况良好,而恶性者,早期多有消瘦和恶病质,发展快,病程短。

4. 实验室检查:良性骨肿瘤的血液、尿和骨髓检查均正常,而恶性者则常有变化,如骨肉瘤碱性磷酸酶增高,尤因肉瘤血白细胞增高,转移瘤和骨髓瘤可发生继发性贫血及血钙增高。在骨髓瘤患者血清蛋白增高,尿中可检出 Bence-Jones 蛋白。

【X 线表现】

骨肿瘤的 X 线检查在诊断中占重要地位,不仅能显示肿瘤的准确部位、大小、邻近骨骼和软组织的改变,对多数病例还能判断其为良性或恶性、原发性或转移性。这对确定治疗方案和估计预后很重要。X 线检查对骨肿瘤良恶性的判断虽然确诊率较高,但由于不同肿瘤的 X 线表现具有多样性,恒定的典型征象不多,因而确定肿瘤的组织类型仍较困难。正确的诊断有赖于临床、X 线和实验室检查的综合分析,最后还需要同病理检查结合才能确定。

恶性骨肿瘤的正确诊断极为重要,早期诊断,及时治疗,可提高生存率。对骨肿瘤 X 线诊断的要求是:①判断骨骼病变是否为肿瘤;②如属肿瘤,是良性或恶性,属原发性还是转移性;③肿瘤的组织类型。良、恶性骨肿瘤的鉴别见表 5-2。

表 5-2 良、恶性骨肿瘤的鉴别诊断

	良性骨肿瘤	恶性骨肿瘤
生长情况	生长缓慢,不侵犯邻近组织,可引起压迫移位,无转移	生长迅速,易侵及邻近组织、器官,有转移
局部变化	膨胀性骨质破坏,与正常骨界限清晰,边缘锐利,骨皮质变薄,保持连续性	浸润性骨破坏,病变区与正常骨界限模糊,边缘不整,骨皮质不规则破坏
骨膜增生	一般无骨膜增生	多有不同程度的骨膜增生
周围软组织	多无肿胀或肿块影,如有,其边缘清晰	长入软组织内形成肿块,周围组织分界不清

骨肿瘤 X 线检查需有正、侧位片,且包括病变区邻近的正常骨骼及软组织。有时要用 CT 或 MRI 检查。为了早期诊断和鉴别诊断,还可行动脉造影。

在观察 X 线片时,应注意发病部位、病变数目、骨质改变、骨膜增生和周围软组织变化等。因为这些方面的差别对诊断有所帮助。

1. 发病部位 不同的骨肿瘤有其一定的好发部位,例如骨巨细胞瘤好发于长骨骨端,骨肉瘤好发于长骨干骺端,而骨髓瘤则好发于扁骨和不规则骨。发病部位对鉴别诊断有一定帮助。

2. 病变数目 原发性骨肿瘤多单发,转移性骨肿瘤和骨髓瘤常多发。

3. 骨质变化 恶性骨肿瘤常见的变化是骨质破坏。良性骨肿瘤多引起膨胀性、压迫性骨质破坏,界限清晰、锐利,破坏邻近的骨皮质多连续完整。恶性骨肿瘤则为浸润性骨质破坏,不膨胀,界限不清,边缘不整;骨皮质较早出现虫蚀状破坏和缺损,同时肿瘤易穿破骨皮质而进入周围软组织中形成肿块影。

一些恶性骨肿瘤还可见骨质增生。一种是生长较慢的骨肿瘤引起的邻近骨质的成骨反应,例如恶性程度较低的肿瘤,其破坏区周围有骨质增生;另一种是肿瘤组织自身的成骨,即肿瘤骨的生成。这种骨质增生可呈毛玻璃状、斑片状、放射针状或骨皮质硬化。

4. 骨膜增生 良性骨肿瘤常无骨膜增生,如出现,则骨膜新生骨表现均匀致密,常与骨皮质愈合。恶性骨肿瘤常有广泛的不同形式的骨膜增生,而且骨膜新生骨还可被肿瘤所破坏,以致仅于边缘区保留骨膜增生,这种表现对恶性骨肿瘤有特征性。

5. 周围软组织变化 良性骨肿瘤多无软组织肿胀,仅见软组织被肿瘤推移。肿瘤较大,可见局部肿块,但其边缘与软组织界限清楚。恶性骨肿瘤常侵入软组织,并形成肿块影,与邻近软组织界限不清。通过观察、分析,常有可能判断骨肿瘤是良性或恶性,并确定其性质。

综上所述,骨肿瘤的诊断需要临床、影像学检查和病理相结合。应注意骨肿瘤发病率、年龄、症状、体征和实验室检查结果等。这些资料对骨肿瘤定性诊断有参考价值。

第二节　良性骨肿瘤

一、骨瘤

骨瘤是骨组织构成的肿瘤。骨瘤为良性骨肿瘤,好发于青少年。95%以上发生在膜内化骨,多见于颅骨和鼻旁窦内。

【临床表现】

发生在颅骨外板者,局部有坚硬无痛之肿块隆起,可以单发也可多发。临床症状与肿瘤发生的部位、生长速度、大小有关。发生在颅骨内板或鼻副窦者,可能有相应的压迫症状,如眩晕、头痛等,骨瘤很少恶变。

【病理】

颅骨骨瘤为完全由分化良好的骨性肿瘤,附着与骨板的骨性隆起,常呈扁平状,边缘光滑整齐。一般肿瘤生长愈快,密度越低,体积也越大。根据密度不同,可分为致密型和疏松型。前者内部结构均匀致密,似象牙,后者肿瘤表面为密质骨,其内部结构为松质骨,结构疏松,又称疏松型。组织学检查骨瘤的结构较简单,在成骨性的结缔组织内形成丰富的新生骨,但无哈氏系统;海绵性示骨质疏松。

【影像学表现】

致密型多见,常突出于颅骨表面,或位于鼻旁窦内,均匀致密,边界清晰,无骨结构,呈类圆形或丘形突出;疏松型较少见,为一骨性突起,肿瘤表面为密质骨与正常骨皮质连续,其内部结构为松质骨。骨瘤多为单发。CT能更好地显示骨瘤的各种形态征象,并可发现位于骨性乳突、外耳道内的较隐蔽的较小骨瘤(图5-1,图5-2)。MRI致密骨瘤在 T_1WI 和 T_2WI 上均呈边缘光滑的低信号或无信号影,其强度与邻近骨皮质一致,与所在骨的骨皮质无间隙。邻近软组织信号正常。

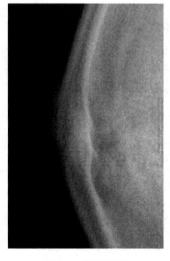

图 5-1　颅骨骨瘤
颅骨见骨样密度突出,边缘清晰

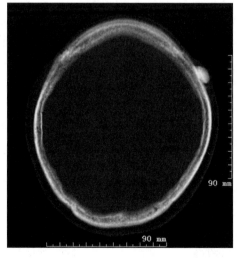

图 5-2　CT 颅骨骨瘤
左侧颅骨骨性突起,向外突出,边缘清楚

【鉴别诊断】

1. 脑膜瘤　发生于颅骨内板的骨瘤应与脑膜瘤鉴别。脑膜瘤在 CT 片上通过 CT 值测量容易鉴别,骨瘤 CT 值与骨骼一致,脑膜瘤是软组织的 CT 值。CT 可以观察脑膜瘤内部的结构密度,明确脑膜瘤与骨组织的关系。

2. 骨软骨瘤　发生于软骨内成骨的骨骼,多自干骺端的周围向外生长。其基底部由外围的骨皮质和中间的松质骨构成,两者与母体骨对应结构相连续。基底可宽可窄,多背向关节生长。

3. 骨岛　骨岛是正常松质骨内的局灶性致密骨块。是软骨成骨过程中次级骨小梁未被改建吸收而残留部分。X 线表现为位于骨内的致密影,密度类似于骨皮质。边缘清楚但不锐利,常见有骨小梁与周围骨小梁相连。CT 可清晰显示位于骨髓腔内致密骨块,邻近骨质结构及骨外形无改变。

【诊断要点】

骨瘤好发于脑颅骨、面颅骨尤其是鼻旁窦的良性肿瘤,极少恶变,一般无症状。病理上骨瘤是由成熟的骨组织构成。X 线片表现是位于颅骨内外板或鼻旁窦内的致密骨块。表面光滑,边界清楚。

二、骨软骨瘤

骨软骨瘤是最常见的良性骨肿瘤,多见于儿童和青少年,好发于股骨远端和胫骨近端,也可见于骨盆和肩胛骨。由不同成分的骨、软骨和纤维组织构成。大都附在长骨干骺端的表面,又称孤立性骨软骨瘤或孤立性外生骨疣。只发生于软骨化骨的骨骼,骨软骨瘤有单发和多发之分,以单发多见。

【病理】

肿瘤大小不一,巨大的肿瘤表面呈分叶状、菜花状。肿瘤由骨质、软骨和纤维组织所构成。骨质构成瘤体,软骨构成骨帽盖,纤维组织构成包膜,包膜的深层产生成软骨组织,由软骨组织产生软骨,通过软骨化骨产生瘤体的骨质。肿瘤生长慢,成年时停止生长。多发骨软骨瘤的病理与单发性骨软骨瘤相似。多发性骨软骨瘤又称遗传性多发外生骨疣,是双亲传递的常染色体显性遗传病。为一种先天性骨骼发育异常。软骨化骨的各骨均可发生,常为双侧,但非对称性。多见于四肢的长管状骨。主要症状是多发性、缓慢生长的骨性肿块,有时产生相邻组织受压症状,可影响患肢及邻近关节的活动,部分可影响长骨的正常发育,造成弯曲或短缩畸形。肿瘤的生长从深层包膜开始,肿瘤的恶变也是由此发生。

【临床表现】

骨软骨瘤多发于儿童。肿瘤好发于股骨远端和胫骨近端部位,临床上除肿块外,临床症状与肿瘤生长速度、部位、大小有关。早期一般无症状,仅可触到一硬结,肿瘤增大或多发时可引

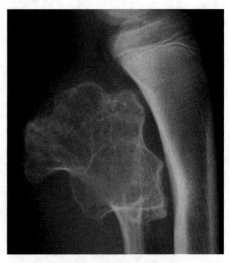

图 5-3　腓骨单发骨软骨瘤
宽基底状骨皮质与骨小梁均与母体骨相连

起关节变形,局部压痛或关节功能受限。患者成年后,肿瘤即自行停止生长,若肿瘤突然增大迅速,疼痛加剧,应考虑恶变的可能,成为软骨肉瘤。

【影像学表现】

骨软骨瘤 X 线表现特殊,易于诊断。生长于长骨者起于干骺端,邻近骺线,骨性肿块向外突起,以股骨下段和胫骨上段最常见。生长方向常背离关节生长。瘤体内含骨松质或骨密质,也可混合存在。外缘为与正常骨皮质延续的一层薄的骨皮质。顶部有一层软骨覆盖,如不钙化则不显影。软骨钙化,则呈不规则形斑片状致密影。肿瘤可以分为窄基底或宽基底与骨相连(图 5-3,图 5-4)。发生于肩胛骨或骨盆者形状不整,多呈菜花状。肿瘤较大可压迫邻近骨骼,而造成边缘整齐的压迹,甚至引起畸形和骨发育障碍。多发性骨软骨瘤患者之干骺端可增粗变宽,有骨性肿物突出,可呈带蒂状、菜花状或圆形突起,骨皮质变薄,常有骨骼发育障碍或变形(图 5-5)。肿瘤恶变时,可在软骨帽区看到大量棉絮状钙化或骨化,及肿瘤本身合并骨质破坏。

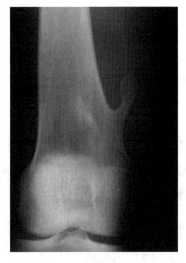

图 5-4　股骨骨软骨瘤
呈带蒂状或背向关节生长

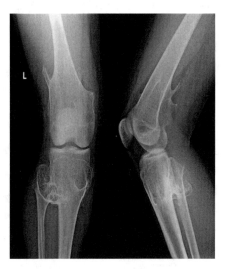

图 5-5　股骨、胫骨多发骨软骨瘤
胫骨上端、股骨下端多个骨性突起

【鉴别诊断】

1. 骨旁骨瘤　肿瘤来自骨皮质表面,不与母体骨的髓腔相通。

2. 表面骨肉瘤　不具有正常骨皮质与骨松质结构的基底,基底部与母体骨之间没有正常骨皮质及骨小梁连续。

【诊断要点】

骨软骨瘤又称为外生骨疣,系最常见的良性骨肿瘤。分单发和多发两种,单发多见。肿瘤为好发于干骺端的骨性突起,生长方向与关节相背离。基底可呈带蒂状或广基底状。瘤体内骨小梁与正常松质骨无异。肿瘤生长缓慢,等全身骨骺融合,即停止生长。

三、软骨瘤

软骨瘤是软骨内化骨中较常见的肿瘤,多发生于短管骨,长骨和扁骨较少,可分为单发型和多发型。发病与性别无关,好发于 20～30 岁,病因不明。

【病理】

单发型软骨瘤常见,多发型亦称奥利氏病,系一种先天性软骨发育障碍性疾病,常累及多个骨骼而导致畸形。根据肿瘤发生的部位,可分为起自骨髓的内生型和起自皮质的外生型。肿瘤多位于干骺端,称骺生型软骨瘤。少数起自骨骺和骨干随骨骼生长移向骨干或起自骨干髓腔间叶组织。肿瘤一般随着骨骼发育成熟而停止生长。如继续生长,应警惕恶变。如果该部位肿瘤生长加快,疼痛加重,应考虑恶变可能。病理上,肿瘤由透明软骨构成,外有纤维包膜,多成分叶状。

【临床表现】

软骨瘤病程缓慢,较小时常无任何症状,一般无疼痛,往往数年后由于肿瘤长大造成畸形才被注意,以触及肿块或病理骨折而就诊。本病的发生与软骨内化骨有关,故手、足的短管状骨、骨盆、肱骨及股骨近端干骺端为其好发部位。其次为掌骨。发生短管状骨的软骨瘤恶变者极少,而发生在骨盆、脊椎等部位的软骨瘤恶变机会较大。多发的软骨瘤可造成各种肢体畸形。发生于上肢的可见手指变形,尺骨长短于桡骨,前臂弯曲。发生于下肢者可见足趾畸形、膝外翻、两下肢不等长等。

【影像学表现】

软骨瘤好发于四肢短管状骨,以指、掌、趾、跖骨多见,也可发病于肱骨及股骨,偶尔累及肩胛骨、骨盆、脊椎肋骨。短管状骨的病变大部分骨干被肿瘤组织所替代,发生于长骨的多位于干骺端和骨干。

1. 内生型软骨瘤 好发于四肢短骨,病变位于髓腔内,表现为椭圆形或圆形透亮区,边界清晰,其中有磨砂玻璃状或点状钙化。病变有膨胀性,使骨干呈梭形,皮质变薄,有时甚至膨胀呈球形(图5-6)。发生于长骨的病变往往位于骨干的两端,为圆形骨质缺损区,边缘清楚,有轻度硬化带,骨膨胀较轻,没有骨膜反应,透亮区内有细点状或不规则斑点状钙化影。骨皮质内面有侵蚀现象。

2. 外生型软骨瘤(邻皮质性、骨膜性、偏心性)较少见。为多起源于骨膜或骨膜下结缔组织的良性肿瘤,可侵犯骨皮质,但不侵犯骨髓。单发者较多。骨皮质旁的病变常对皮质压迫,形成压迹或缺损,缺损边缘常有硬化增生现象。骨质破坏区有硬化缘与正常骨质相分隔。骨质破坏区可呈多房改变,内有小点状、环形或不规则钙

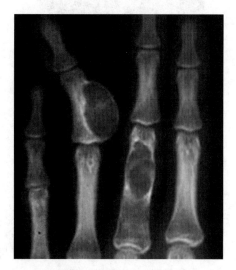

图 5-6 指骨内生型软骨瘤

圆形或圆形透亮区,边界清晰,其中有磨砂玻璃状或点状钙化

化影,在中心部位较多。偶尔在肿瘤的表面可见到一薄层不规则的骨壳影。肿瘤直径通常1~2cm,很少超过3~5cm。

CT可以显示骨髓内的异常软组织密度影,密度略低于肌肉,其内可见点状、小环状或不规则钙化影,邻近皮质膨胀变薄,边缘光滑锐利,其内缘凹凸不平,没有骨膜反应。

【鉴别诊断】

内生软骨瘤需与骨软骨瘤、骨囊肿、巨细胞瘤、指骨结核鉴别。

1. 骨软骨瘤 常发生于膝关节周围,有广泛钙质沉着在表面的软骨帽上,多反向关节生长。内生软骨瘤突出过大可误诊为骨软骨瘤,内生软骨瘤由母骨长出,无蒂或颈,常发生于短管状骨。

2. 骨巨细胞瘤 主要累及骨骺或骨端,膨胀显著,破坏区内无钙化,发生于短管状骨很少见。

3. 骨囊肿 很少见于指骨,不含钙质,更为透亮,体积通常比内生软骨瘤体积大。合并病理性骨折时,可见到骨皮质小碎片进入囊腔内,称为"碎片陷落征"。

4. 指骨结核 病变中可发生干酪钙化,与指骨内生软骨瘤的钙化相似,但指骨结核骨破坏周围都有骨膜反应、软组织肿胀、也易侵犯关节。

【诊断要点】

软骨瘤多发于四肢短骨,分内生性和外生性,可以单发和多发。外生性多见起自骨膜或骨膜下结缔组织。病程缓慢,除造成畸形外一般无明显症状。

四、骨样骨瘤

骨样骨瘤是一良性骨肿瘤,多数人认为此疾病是发源于成骨性间胚叶且具有形成大量骨样组织倾向的骨肿瘤。发生年龄5~20岁,股骨和胫骨是其好发部位。

【病理】

此肿瘤生长始于海绵骨,主要构成成分为骨样组织,故有骨样骨瘤之称。肉眼观察,病变呈圆形或类圆形,骨样组织和骨组织构成核和(或)巢及其周围的反应性骨硬化区。巢的直径约0.5~2.0cm,一般位于骨皮质内,少数位于松质骨内。镜下观察,瘤巢内含有不同数量的骨样骨小梁和富有细胞的纤维组织。肿瘤可产生前列腺素导致周围的炎性反应。

【临床表现】

骨样骨瘤最常见的症状是疼痛。起初是间歇性的,以后随着病情的进展疼痛加剧,尤以夜间为重,服用水杨酸钠类药物可缓解,故有时被误诊为风湿病,靠关节的病变易引起滑膜炎。

【影像学表现】

1. X线表现 本病多数在X线下可以确诊。骨样骨瘤好发于胫骨或股骨的骨干皮质内,骨皮质型骨样骨瘤瘤巢为圆形或椭圆形密度减低区,局部骨皮质增厚,周围出现反应性骨膜增生。硬化区范围很广,周围骨质增生硬化明显且广泛,沿骨皮质向两端延伸3~4cm。少数发生在松质骨和骨膜下,瘤巢发生于松质骨内,多位于股骨颈,脊椎骨和手足小骨,瘤巢较大,周围仅有轻度的骨质硬化带。中心型起于骨髓腔,瘤巢位于髓腔中央,附近骨皮质增厚。大多数瘤巢为透亮区;少数瘤巢中心密度增高,边缘透亮,而部分出现硬化环。

2. CT扫描 可见瘤巢所在的骨破坏区为类圆形低密度灶,其中央可见瘤巢的不规则高密度钙化和骨化影,低密度为肿瘤未钙化部分(图5-7,图5-8)。骨破坏区周围有不同程度的高密度硬化环、皮质增厚和骨膜反应。

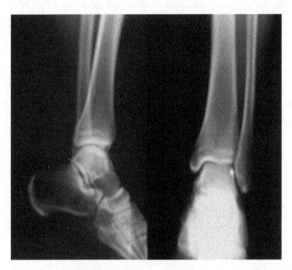

图 5-7　胫骨骨样骨瘤（一）
左胫骨下段内侧骨皮质内见低密度影

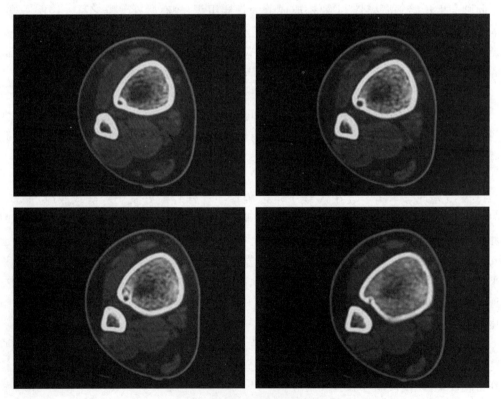

图 5-8　胫骨骨样骨瘤（二）
CT 见瘤巢所在的骨破坏区为类圆形低密度灶

【鉴别诊断】

1. 骨皮质脓肿 骨皮质脓肿的软组织肿胀,骨膜新生骨少,透亮区中无钙化或骨化。

2. 硬化性骨髓炎 因系炎症病变,所以骨膜增生硬化的范围更广泛无透亮的瘤巢,很少见到骨质破坏及骨质疏松。

【诊断要点】

骨样骨瘤由成骨性结缔组织及其形成的骨样组织所构成。肿瘤由两部分组成:一是圆形或类圆形的瘤巢;另一是周围骨质硬化区。本病好发于胫骨或股骨干的皮质部分。以局部疼痛,尤以夜间疼痛为特有症状。X线片上典型的表现为位于骨皮质部位的圆形或类圆形透亮区,直径不超过2.0cm此为瘤巢影像;在其外围可看到增厚的致密周围反应骨的皮质影像。

五、骨巨细胞瘤

骨巨细胞瘤,肿瘤的主要组织成分与破骨细胞类似,故也称破骨细胞瘤。发病年龄20~30岁。骨巨细胞瘤好发于长骨的骨端,尤其多见于股骨下端、胫骨上端及桡骨下端。骨巨细胞瘤的局部恶变、术后复发或远处转移都表示本病有恶变可能。

【病理】

偏心性的肿瘤位于骨端,向关节面和干骺端扩张。一般认为来源于骨内不成骨的间充质组织。肉眼见肿瘤标本切面呈灰红色到暗红色,在肿瘤区内有薄的结缔组织间隔,肿瘤周围为一层薄的骨壳,代替了原有已被吸收的骨皮质。镜下,肿瘤主要有单核细胞和基质构成,其中散布着多核巨细胞。单核基质细胞是巨细胞瘤主要肿瘤细胞。根据基质细胞的分化程度将肿瘤分为Ⅰ、Ⅱ级和Ⅲ级(表5-3)。

表5-3 骨巨细胞瘤根据病理特性的分级

分级	Ⅰ级	Ⅱ级	Ⅲ级
基质细胞	基质细胞稀疏	基质细胞多	基质细胞为主
核分裂特征	核分裂少	核分裂多	核异型性明显,核分裂极多
多核细胞	多核细胞多	多核细胞减少	多核细胞很少

Ⅰ、Ⅱ级属于良性,Ⅲ级属于恶性肿瘤。

在实践工作中临床表现和X线表现与组织学分型不完全一样,在确定肿瘤性质时,必须临床、X线表现、病理密切配合,方可得出正确的结论。镜下可见到厚度不等的胶原间隔从肿瘤中穿过,在间隔中常有反应性新生骨和骨样组织。

【临床表现】

骨巨细胞瘤的常见症状为肿瘤部位有隐痛、局部肿胀及压痛。肿瘤早期症状不明显,随着病变发展而加剧,活动后加重,休息后有所减轻。肿瘤大时有时邻近的关节活动受限,亦常出现肌肉萎缩。部分晚期的病例在触诊时有"劈啪"的响声或按乒乓球的感觉,甚至可感到搏动。

【影像学表现】

1. X线表现 骨巨细胞瘤多发生在骨骺融合后的成年人,最好发的部位是股骨的远端、胫骨近端、桡骨远端。其中股骨远端和胫骨近端的发病率约为50%。早期,在长骨的骨端部见偏心性骨质破坏区,呈圆形或椭圆形(图 5-9),肿瘤与周围骨缺乏锐利的边界。晚期病变则位于中央。骨质缺损向关节面扩张,周围为膨胀的薄的骨壳,外缘呈波浪形。骨质破坏区与周围松质骨界限清楚,无明显反应性骨硬化。大多数病例可见粗细不等的骨性分隔,很像肥皂泡。如果肿瘤生长迅速,骨质破坏迅速发展,突破骨壳,并形成边缘模糊的软组织肿块影,应考虑恶性巨细胞瘤。

2. CT 表现　可清楚的显示骨性包壳。大多数包壳并不完整连续,但无包壳外的软组织肿块影。骨壳内凹凸不平,肿瘤内的密度不均匀,可见到低密度的坏死区,骨质破坏区与周围松质骨界限清楚(图 5-10),反应性骨硬化。

3. MRI 表现　可显示肿瘤周围软组织情况与周围神经、血管的关系,关节软骨下的骨质破坏,关节腔受累表现。骨髓的侵犯和有无复发等。多数肿瘤在 MRI 图像上边界清楚,周围无低信号环。瘤体在 T_1WI 呈均匀的低或中等信号(图 5-11),高信号提示有亚急性出血。在 T_2WI 信号不均匀,呈混杂信号,瘤组织信号较高,增强扫描可有不同程度的强化。

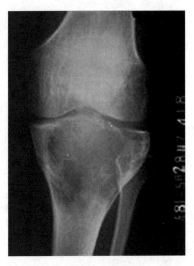

图 5-9　胫骨巨细胞瘤(一)
胫骨上端见偏心性骨质破坏区,呈圆形或椭圆形

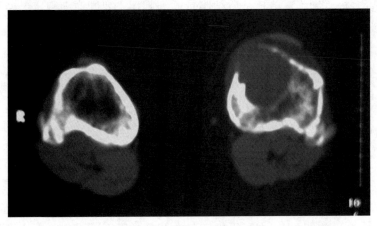

图 5-10　胫骨巨细胞瘤(二)
CT 见骨性包壳,肿瘤内的密度不均匀,可见到低密度的坏死区

【鉴别诊断】

1. 骨囊肿　好发于青少年。病变位于骨干或干骺端,靠近骺软骨板,骨干膨胀较轻,边界清楚,无硬化及骨膜反应。

2. 中心型软骨瘤　发生于长骨骨端的中心型软骨瘤的 X 线颇似骨巨细胞瘤,甚至在 X 线片上也不能鉴别,但借助于 CT 、MR 或组织学检查可确诊。

【诊断要点】

骨巨细胞瘤是一种破坏性较大、生长活跃的骨肿瘤,好发于青壮年长骨骨端。病理上肿

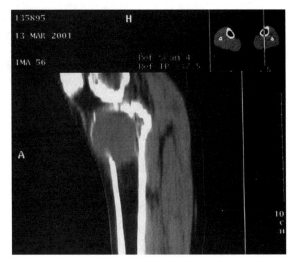

图 5-11 胫骨巨细胞瘤(三)
瘤体在 T_1WI 呈均匀的低或中等信号

瘤的主要组成成分是多核巨细胞和基质细胞。X 线早期病变为骨端的偏心性圆形或卵圆形透光区,皮质菲薄、膨胀,与周围正常骨界限不太清楚,很少有骨膜反应。泡沫状透亮影是巨细胞瘤的典型表现。如肿瘤迅速增大伴邻近骨皮质出现虫蚀状骨质破坏,并形成边缘模糊的软组织肿块影,应考虑为恶性巨细胞瘤。

第三节 恶性骨肿瘤

一、骨肉瘤

骨肉瘤亦称成骨肉瘤或骨生肉瘤,是指瘤细胞能直接形成骨样组织或骨质的恶性肿瘤。占恶性骨肿瘤的 22.36%,好发于 10~25 岁,绝大多数骨肉瘤为原发,少数为继发于畸形性骨炎、骨纤维结构不良、慢性骨髓炎、成骨不全综合征和受射线照射的骨。特点是恶性程度高、发展快,是最常见的恶性骨肿瘤。

【病理】

骨肉瘤起源于未分化骨的间叶组织。骨肉瘤的肿瘤细胞是一种多功能细胞,具有分化骨样组织和骨质、软骨以及纤维组织的潜能。肿瘤的外观取决于各种组织的成分的含量和反应骨的多少,原有骨的骨质破坏、出血、坏死的多少等。同一瘤体内不同成分的混合,这就构成肉眼上多彩的特点。在富含血管的基质中含有大量的多形性肿瘤细胞,核分裂相当多。其中散布不等量的骨或骨样组织、纤维组织、黏液组织以及恶性多核巨细胞。病理证明,骺软骨有阻止肿瘤发展的趋势,可使大部分骨肉瘤只限于干骺端而不侵犯骨骺。少数肿瘤可破坏关节软骨进入关节,可在邻近形成软组织肿块。当肿瘤累及骨膜下时,则出现与骨干相平行的分层状骨膜反应。骨肉瘤如不能得到早期治疗,肿瘤常很快发生血行转移,首先转移到肺,也可转移到脑。

【临床表现】

骨肉瘤易发病于 20 岁左右的长管状骨生长旺盛期,男性发病率为女性的 2 倍。好发部位为股骨远端、胫骨近端和肱骨近端。75% 发生在下肢。最主要的症状是疼痛。病变若靠近关节,则影响关节的功能。发病早期肿块不大但增长快。局部皮肤温度略增高、微红、有静脉曲张。疼痛、肿胀、跛行为本病的三大症状。病人的血清碱性磷酸酶升高有重要诊断价值,手术后或放疗后碱性磷酸酶可下降;若肿瘤复发,可再度升高。

【影像学表现】

(一) X 线表现

1. 软组织肿块 肿瘤侵及骨皮质周围软组织,可见到圆形或椭圆形软组织肿块影,界限清楚,可推移邻近组织;也可见界限不清的弥漫性肿胀。于肿块内见壳状瘤骨或钙化。

2. 骨膜反应 肿瘤的成骨或破骨可侵犯骨皮质而引起骨膜反应性新骨形成。早期骨膜反应多呈层状或葱皮样,其次是垂直针状骨膜反应。肿瘤晚期骨膜反应中心部位被进展迅速的肿瘤组织破坏、吸收,两端残留的骨壳与骨皮质构成一个锐角三角形,即 Codman 三角,也称"肿瘤三角"。肿瘤继续增长,新生骨可逐渐完全消失,或于软组织内显示不规则的瘤骨影。

3. 瘤骨形成 骨质破坏区和软组织肿块内的肿瘤骨是骨肉瘤的本质表现,也是影像诊断的主要依据。瘤骨的形态主要有:①云絮状,密度较低,边缘模糊,是分化较差的瘤骨;②斑块状,密度较高,边界清楚,多见于髓腔内或肿瘤的中心,为分化较好的肿瘤骨;③针状瘤骨,为多数细长骨化影,大小不一,边界清楚或模糊,呈平行或辐射状、位于骨外软组织肿块内。其形成原因是肿瘤向软组织浸润发展时,肿瘤细胞沿供应肿瘤的微血管周围形成肿瘤性骨小梁。

4. 骨质破坏 多见于干骺端中央或边缘部分,松质骨出现虫蚀样或小斑片状骨质破坏,边缘模糊不规则。病变发展迅速,很快融合成大片状溶骨性骨质破坏(图 5-12),破坏区可占据整个干骺端,并破坏骨皮质(图 5-13~图 5-18)。

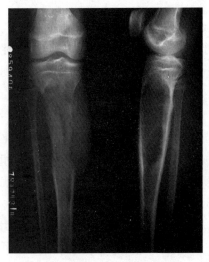

图 5-12 胫骨骨肉瘤
右侧胫骨上段不规则骨质破坏,呈溶骨性改变,骨膜增生呈 Codman 三角

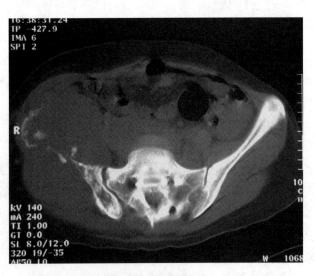

图 5-13 髂骨骨肉瘤
右髂骨溶骨性骨肉瘤

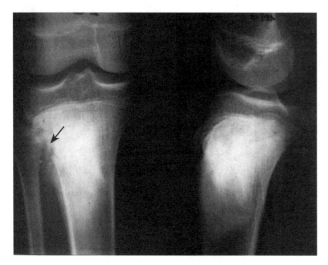

图 5-14　胫骨成骨肉瘤
左胫骨上段成骨肉瘤

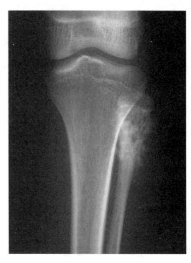

图 5-15　腓骨骨肉瘤
腓骨上段骨肉瘤

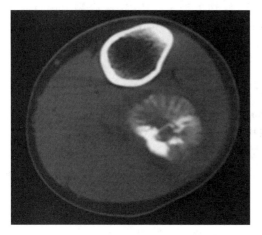

图 5-16　腓骨骨肉瘤 CT
右腓骨上段成骨肉瘤 CT 见放射状骨针

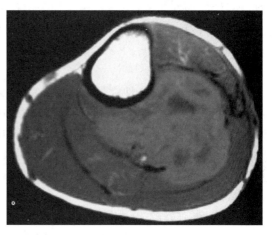

图 5-17　腓骨骨肉瘤 MRI 表现

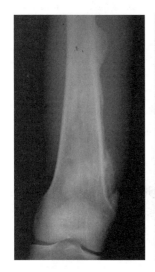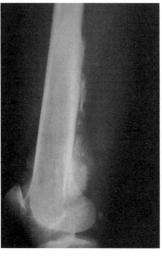

图 5-18　股骨混合型骨肉瘤

骨肉瘤的 X 线表现分为以下三个类型：①溶骨型，骨肉瘤肿瘤位于长骨干骺端的中央部，呈明显的骨质破坏。早期骨边缘正常，随着病变的进展骨质可受到破坏。②成骨型骨肉瘤，又称硬化型骨肉瘤，肿瘤细胞分化良好，有高度的骨化，早期为斑片状骨化。病变范围扩展时，可侵犯整个干骺端，致密如象牙质。晚期肿瘤破坏骨皮质，并在皮质外形成放射状或针状瘤骨。③混合型骨肉瘤，成骨和骨质破坏大致相当，在溶骨性破坏区和软组织肿块内可见到肿瘤骨，密度不均，形状不同，周围常见到不同程度的骨膜反应。

（二）CT 表现

骨肉瘤在 CT 上表现以溶骨性骨质破坏为主，可见松质骨斑片状或大片状骨质缺损或骨皮质虫蚀状骨质破坏。CT 发现肿瘤骨较平片敏感，肿瘤骨为肿瘤在生长和发展过程中，可出现数量不等的骨样组织和肿瘤骨。在众多的征象中，确认肿瘤骨的存在，是诊断骨肉瘤的重要依据。CT 可较好显示骨髓腔内不规则骨破坏和骨增生，骨皮质的破坏，不同形式的骨膜增生及骨膜新生骨的再破坏，软组织肿块和其中的肿瘤骨形成等。

（三）MRI 表现

骨质破坏、骨膜反应、瘤骨在 T_2WI 显示较好，大多数骨肉瘤在 T_1WI 上表现为不均匀的低信号影，而在 T_2WI 上表现为不均匀高信号影，肿块外形不规则，边缘模糊。通过多平面成像可清楚显示肿块和周围血管、神经、肌肉的关系。MRI 可清楚显示骨肉瘤浸润的范围。

【鉴别诊断】

1. 软骨肉瘤　中心性软骨肉瘤进展缓慢，多见于 25~50 岁之间，常呈囊状破坏区，可有少量骨膜反应，但极少有放射状骨膜反应或 Codman 三角。边缘性软骨肉瘤多继发于骨软骨瘤，病变软组织肿块内有残余的瘤蒂或棉絮状或斑片状钙化影。

2. 骨髓炎　有高烧病史及局部的红肿热痛等体征。骨髓炎骨质破坏边缘清楚，新生骨密度较高，可出现大块死骨，骨膜反应光滑完整，没有软组织肿块，没有明显的 Codman 三角或反射状骨膜反应。

3. 溶骨性骨转移　发生年龄多在 40 岁以上，大多数病人可查到原发肿瘤，溶骨性转移虽有明显的骨质破坏，但无骨膜反应，很少有软组织肿块影。

【诊断要点】

骨肉瘤好发于青少年，15~25 岁，以疼痛为主要症状，好发于股骨远端、胫骨近端和肱骨近端；易发生肺部转移；主要 X 线表现：软组织肿块、骨膜反应、瘤骨形成、骨质破坏。X 线平片为首选检查，必要时可做 CT 或 MRI 进一步观察。

二、软骨肉瘤

软骨肉瘤是较常见的恶性骨肿瘤，约为恶性骨肉瘤的一半。发生年龄多在 30 岁以上。软骨肉瘤又分为原发和继发；按发生部位，又分为中心型和周围型；中心型大多为原发，周围型多为继发（图 5-19~图 5-23）。

【病理】

软骨肉瘤起源于软骨或软骨母细胞。肉眼观察，肿瘤外观境界不清，呈不规则的圆形或哑铃形，一部分在皮质骨外，一部分在皮质及松质骨内。切面呈白色或灰白色半透明结构，其内可有一些淡黄色小钙化灶。对任何软骨瘤都不仅凭镜下细胞形态来确定是良性还是恶性，应与临床症状及影像学表现相结合。

【临床表现】

原发性软骨肉瘤患者多见于 20～30 岁青壮年,男性发病率高于女性。好发于四肢长骨,其次是骨盆、肋骨、肩胛骨等。以缓慢生长的肿块为主要症状,主要表现为逐渐加重的持续性剧痛。肿瘤邻近关节的可引起活动受限及关节肿胀。

【影像学表现】

1. X 线表现

(1) 中心型软骨肉瘤:好发于长骨的干骺端,显示为干骺端髓腔内的单房或多房的不规则透亮区,边缘较清晰,可有硬化缘。病变区骨皮质有轻度的梭形膨胀、骨皮质增厚、密度不均匀的软组织肿块和少量的骨膜反应;透亮区内可见不规则点状、片状钙化。低度恶性肿瘤的钙化广泛而致密;没有钙化的软骨肉瘤进展迅速,使皮质膨胀变薄,破坏皮质进入骨外形成软组织肿块。

(2) 周围型软骨肉瘤:多为继发性的,常继发于多发骨软骨瘤,肿瘤与相应骨皮质相连,其顶部有较厚的软骨帽,局部形成软组织肿块影,软组织肿块内可有不规则钙化。常发生于骨盆、股骨、胫骨、肱骨近端。晚期骨皮质可有完全的广泛破坏,肿瘤中央密度较高。大多数周围型软骨肉瘤为低度恶性。

2. CT 表现　平扫可见骨破坏区单房或多房的不规则透亮区,软组织肿块影,肿块内不同形状的钙化,破坏的残骨、瘤骨、骨膜的改变。增强后肿瘤边缘及分隔明显强化。

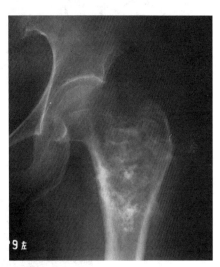

图 5-19　股骨软骨肉瘤 X 线

平片于左股骨上端见骨质破坏,边界欠清,可见软组织肿块以及环状、点状和片絮状钙化

3. MRI 表现　T_1WI 上软骨肉瘤表现为等或低信号,恶性程度越高信号强度越低。T_2WI 低度恶性呈均匀的高信号,恶性度高的信号强度不均匀。钙化和骨化呈低信号。MRI 对软骨瘤是否恶变的诊断有一定的帮助。

图 5-20　股骨软骨肉瘤 CT

CT 更清楚显示骨质破坏区、软组织肿块及钙化影

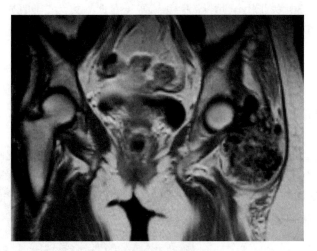

图 5-21　股骨软骨肉瘤 MRI

MRI 冠状 T_1WI 肿瘤组织呈中等信号,钙化呈低信号

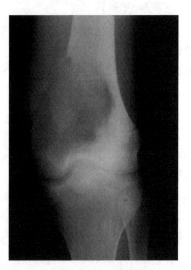

图 5-22　股骨软骨肉瘤

右股骨下端溶骨性骨质破坏,其中片状钙化灶

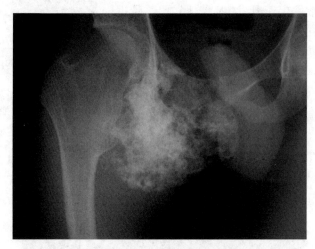

图 5-23　坐骨软骨肉瘤

右坐骨周围软组织肿块,内有很多不规则钙化

【鉴别诊断】

1. 骨肉瘤　骨肉瘤由于具有分化为骨样组织和骨质、软骨的潜能,同样可以见到瘤软骨的钙化影。一般而言,如果肿瘤主体部分或中心部分表现为瘤软骨钙化而边缘部分可见瘤骨时,以软骨肉瘤可能性大;反之,则可能是骨肉瘤。若镜下见到肿瘤内有膜内成骨的证据,则肯定是骨肉瘤。软骨肉瘤内有大块的钙化影多是由点状或小环状密集而成,边缘较清楚;骨肉瘤的瘤骨多呈斑片状或大块状,边界模糊,并多见各种骨膜反应。

2. 软骨瘤　低度恶性软骨肉瘤在组织学上有时难于软骨瘤鉴别。肿瘤部位对良恶性的判断有关,位于脊椎、肩胛骨和骨盆等处的软骨瘤尤其较大的,即使影像学表现为良性,也应看做是低度恶性;位于手足各骨的肿瘤多为良性。

三、骨纤维肉瘤

骨纤维肉瘤起源于骨纤维结缔组织,较少见,约占恶性肿瘤的 3.85%,病程较长,预后较好。

【病理】

骨纤维肉瘤起自骨髓腔的支持结缔组织、骨膜或骨旁软组织,肿瘤细胞呈梭形、圆形或椭圆形,紧密排列呈束状或漩涡形。尽管肿瘤分化不同,但不形成软骨或骨组织。骨纤维肉瘤有原发和继发两种,前者较常见。骨纤维肉瘤可继发于派杰病和巨细胞瘤,较少继发于纤维结构不良、骨髓炎、骨梗死。

【临床表现】

骨纤维肉瘤好发于长骨的干骺端或骨干,以股骨下端、胫骨上端最常见,颅骨、骨盆、脊柱也可发病,多见于 20~40 岁。主要表现为局部疼痛和肿胀。

【影像学表现】

1. X 线表现　按肿瘤的发生部位分中心型和骨膜型。中心型骨纤维肉瘤常在长骨的干骺端有大片边缘模糊的透亮区,边缘很少硬化、骨化,其内可有残留骨片。透亮区可向骨端进展,可使皮质变薄并破坏骨质进入软组织形成肿块,骨膜反应少见。骨膜型为巨大软组织肿块,邻近骨皮质有侵蚀性破坏或浅压迹。分化差的可形成溶骨性骨质缺损。

2. CT 表现　发生于骨髓腔的骨纤维肉瘤。中央型表现为溶骨性或轻度膨胀的破坏区,周围有明显软组织肿块(图 5-24);周围型表现为邻近皮质不均匀软组织肿块,局部骨皮质有侵蚀及受压(图 5-25)。

3. MRI 表现　在 T_1WI 上常表现低信号强度,在 T_2WI 上根据肿瘤分化程度的不同,可以表现为高信号、低信号和混合信号。

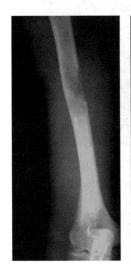
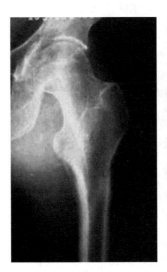
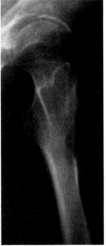

图 5-24　肱骨纤维肉瘤　　　　　图 5-25　股骨纤维肉瘤
肱骨中央型骨纤维瘤　　　　　股骨周围型骨纤维瘤

【诊断要点】

骨纤维肉瘤来源于非成骨的间叶组织,组织学无成骨现象,恶性程度低。中央型表现为髓腔囊状透亮区,局部骨皮质变薄,周围有明显软组织肿块;周围型表现为邻近皮质不均匀软组织肿块,局部骨皮质有侵蚀及受压。

四、尤因肉瘤

尤因肉瘤又称尤因瘤,1921 年由 Ewing 首先描述并命名。这种肿瘤恶性程度高、发展快、病程短。肿瘤起源于骨髓未分化的间充质支持细胞。

【病理】

病变起源于髓腔,瘤组织标本为灰白色软性肿块,有多数出血、坏死及囊性变区。肿瘤易向周围浸润,侵入骨膜下可形成骨膜反应及软组织肿块。尤因肉瘤可转移至肺和胸膜,也可转移到脊椎、骨盆和颅骨。

【临床表现】

尤因肉瘤好发于长骨的骨干和干骺端的移行部。最常见的部位是股骨干、胫骨骨干和肱骨骨干;扁骨中以骨盆比较常多见,常见于 5~15 岁儿童和青少年。主要症状是局部是疼痛和肿胀,起初间歇性疼痛,随着病情逐渐加重变为持续性,尤以夜间疼痛为重。常出现低热、白细胞升高。尤因肉瘤对放射线敏感,照射后症状可显著好转,故放射治疗是治疗本病的常用方法。

【影像学表现】

1. X 线表现　尤因肉瘤的 X 线表现是多种多样的。其基本 X 线改变为溶骨性骨质破坏。根据肿瘤发生的部位可分为中心型和周围型。中心型多见,病灶位于长骨骨干髓腔内,早期病变可穿破皮质形成软组织肿块,骨质破坏呈弥漫性骨质疏松及斑点状、虫蚀状、溶骨性;髓腔可呈梭形膨胀,伴分层状骨膜增生呈葱皮样骨膜反应,破坏区周围有反应性骨硬化(图 5-26,图 5-27)。晚期病变破坏骨皮质形成软组织肿块并出现反射状反应性新生骨。周围型病灶位于骨皮质的一侧,骨皮质外缘被破坏,不规则的骨硬化混合存在,常伴有软组织肿块(图 5-28)。发生于骨盆或脊椎的尤因肉瘤主要以溶骨性变化显著。

2. CT　病变早期可见软组织肿块影,病变有斑片状、筛孔状、虫蚀样骨质破坏,骨干周围有葱皮样骨膜增生,骨质硬化等。

【鉴别诊断】

急性骨髓炎　全身有红肿热痛症状,病变主要向骨骺方向发展的趋势,而尤因肉瘤偏于骨干;急性骨髓炎骨质破坏同时伴有骨质硬化修复,死骨的出现则表示为炎症。尤因肉瘤骨内病变广泛浸润破坏,边缘模糊不清,以溶骨性破坏为主。

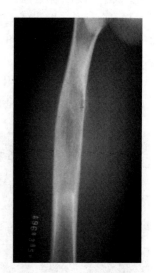

图 5-26　股骨尤因瘤
股骨融骨破坏,髓腔膨胀

【诊断要点】

尤因肉瘤好发于 5~15 岁少年儿童的长骨骨干,临床症状与骨髓炎相似;本病的主要 X 线表现为溶骨性骨质破坏、软组织肿块及相应的葱皮样骨膜反应,病变可有膨胀性。骨盆、脊椎、颅骨主要以溶骨破坏为主。尤因肉瘤对放疗很敏感。

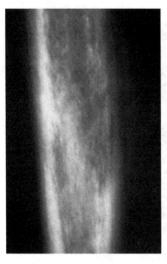
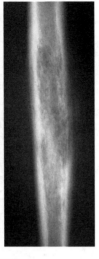

图 5-27　股骨尤因瘤
股骨虫蚀样骨质破坏

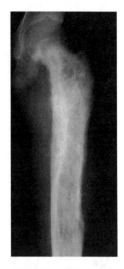

图 5-28　股骨尤因瘤
股骨破坏与硬化混合同在　发
生于骨干,有不规则骨质破坏、
骨膜反应、软组织肿块,部分有
骨硬化

五、骨髓瘤

骨髓瘤为起源于骨髓的恶性骨肿瘤,约占恶性骨肿瘤的 6%。分单发和多发性,多发性占绝大多数。好发于红骨髓丰富的部位,以颅骨、椎骨、肋骨多见,其次为骨盆和肩胛骨。

【病理】

多发性骨髓瘤在红骨髓部位形成多数小结节状粉灰色软性肿物,大小不一,小的直径约 1cm,大的占据椎体或肋骨的大部,破坏骨松质和皮质,并穿破骨皮质形成软组织肿块。有的外形正常,但患骨切面显示海绵质大部已消失;骨髓瘤为全身性疾患,除影响骨骼系统外,还可影响骨骼以外的器官以及全身的新陈代谢。

【临床表现】

本病多发于 40 岁以上中老年人,男性多见,临床表现复杂。主要症状是骨痛,常发于脊椎、胸骨、颅骨、肋骨及骨盆。病人常有严重的贫血、发热、肝脾肿大。急慢性肾衰竭;多发性神经受浸润;实验室检查:50%血钙升高,60%的病人有血清球蛋白升高,50%病人尿中凝溶蛋白(本周蛋白)阳性,骨髓涂片可找到骨髓瘤细胞。

【影像学表现】

1. X 线表现　多发骨髓瘤绝大多数为圆形溶骨性病变,周围很少有硬化,没有骨膜反应。脊柱病变主要表现为单个或多个椎体溶骨性破坏,椎体呈双凹或楔形变,椎间隙不变窄,有时椎旁见软组织肿块(图 5-29)。颅骨的病变为多发凿孔状骨质缺损区,边缘锐利无硬化,直径约 1cm,部分病变表现为多发大小不一的骨质缺损区(图 5-30)。肋骨及四肢长骨、骨盆病变见凿孔状骨质缺损,骨质变薄、破坏、消失,常发生病理性骨折。

2. CT 表现　CT 能早期显示骨质的细微破坏、骨质疏松。典型的为松质骨内分布多发边缘清楚的骨质破坏区,周围无骨膜反应,常有软组织肿块。脊椎常有多发病理性骨折。

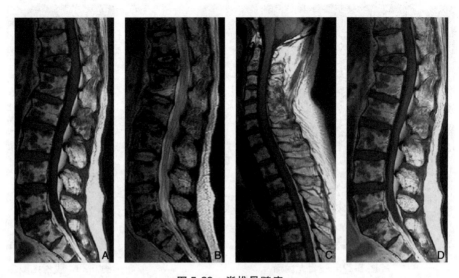

图 5-29 脊椎骨髓瘤

S 矢状面 T_1WI 及 T_2WI 示 T10-S2 椎体及附件内多发斑片状低信号区，+C 强化不明显；
C 矢状面示多发低信号区

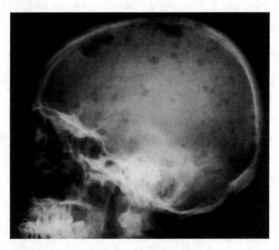

图 5-30 颅骨骨髓瘤

颅骨多发穿凿样骨质破坏

3. MRI 表现 在 T_1 加权像上对检测由骨髓瘤所取代的骨髓区域特别敏感；在 T_1WI 上肿瘤呈低信号，而在 T_2WI 上为非常高的信号强度。

【诊断要点】

成人有多骨受累，持续性骨痛为主要症状。肋骨病理性骨折，尿中本周蛋白阳性，背痛或早期截瘫，原因不明的贫血，慢性肾炎、低血压和高血清蛋白。

第四节 骨瘤样病变

一、单纯性骨囊肿

单纯性骨囊肿是一种常见的非肿瘤性病变,又称孤立性骨囊肿。好发于青少年。病变多位于肱骨近端,其次为股骨近端。

【病理】

病变好发于长骨干骺端的松质骨或骨干髓腔内,一般不跨越骺板,病变呈单发的骨性空腔,其内衬有结缔组织膜。镜下结缔组织膜中含有散在的破骨性巨细胞。

【临床表现】

患者一般无症状,多数病例先发生病理骨折后经检查才发现,多见于肱骨近端,其次为股骨近端。少数病人有轻微疼痛及活动受限。

【影像学表现】

1. X线表现 骨囊肿的检查首选X线。表现为在长骨干骺端的骨干髓腔内或松质骨内,有大小约3~10cm的圆形或椭圆形骨质缺损区,边缘清晰,无硬化,皮质轻度膨胀、变薄。囊腔位于干骺端的中央,靠近骺软骨板,少数可穿过骺软骨板。囊肿的长轴与骨干方向一致,其横径不大于骺板(图5-31)。骨囊肿内无钙化,但有些有骨小梁,使囊肿呈多房状表现。病理性骨折为最常见的合并症。当骨囊肿合并病理性骨折时,囊肿的薄碎骨片落入骨囊肿内,形成"碎片陷落征"。病变一般无骨膜反应(图5-32)。

2. CT表现 对本病诊断可以提供病变区破坏形态及边界,病灶呈均匀水样密度。

3. MRI表现 骨囊肿 T_1WI 呈低信号,T_2WI 呈高信号。

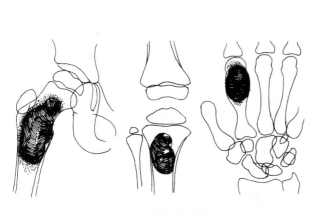

图 5-31 骨囊肿示意图

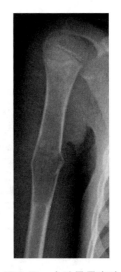

图 5-32 右肱骨骨囊肿

【诊断要点】

骨囊肿好发于长骨干骺端,不侵犯骨骺。病因不明。病理上内壁被间皮质细胞覆盖,囊其内有澄清的液体,囊肿周围为光滑的骨壁。X线上囊肿呈圆形或椭圆形骨质缺损区,边缘清晰,无硬化,皮质轻度膨胀、变薄。囊腔位于干骺端的中央,靠近骺软骨板,少数可穿过骺软骨板。囊肿的长轴与骨干方向一致,其横径不大于骺板。

二、动脉瘤样骨囊肿

动脉瘤样骨囊肿不是真性肿瘤,亦非动脉瘤,为原因不明的骨内膨胀性溶骨性破坏。

【病理】

大体标本:病变是一大小不等血窦构成的膨胀性、溶骨性改变,其中充满血液,血窦有厚薄不等的纤维间隔分开。实变区呈灰白色或红色鱼肉状表现。病变膨胀的边界为薄壁骨壳其上盖有骨膜。如果临床及病理上经仔细检查未发现原有骨病者,则可认为是原发性动脉瘤骨囊肿。

【临床表现】

本病好发于任何年龄,多见于 20 岁以下的青少年,临床症状一般较轻,主要以局部疼痛、肿胀及邻近关节活动受限。侵犯脊椎时可出现相应的神经根和脊髓受压症状。病程由数月到数年不等。

【影像学表现】

1. X 线表现 病变常起源于长骨的干骺端和骨干,不累及骨骺,为溶骨性破坏,呈类圆形或梭形,使骨皮质膨胀变薄。囊内有细小骨嵴间隔,使病变呈蛋壳样外观。外缘为膨胀的骨壳,骨内的内缘较清晰,可有轻度硬化(图 5-33)。

2. CT 表现 可见病变呈囊状膨胀性骨质破坏,呈类圆形或梭形。骨壳菲薄,囊内有间隔和骨嵴,内缘凹凸不平,可有多个含液囊腔(图 5-34)。

3. MRI 表现 脊柱动脉瘤瘤样骨囊肿常发生在椎板和棘突,病变呈胞皂泡状膨胀,突向椎旁软组织,也可侵犯椎体(图 5-35)。

【鉴别诊断】

骨巨细胞瘤有时与动脉瘤样骨囊肿不易区分,需要 CT 进行鉴别。骨巨细胞瘤多发生于长骨干骺端,很少在 20 岁以前发病。膨胀性病变骨壳可见破坏不连续,病变周围可见软组织肿块。

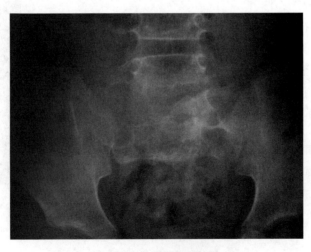

图 5-33 动脉瘤样骨囊肿
骨盆平片示骶 1、2 右侧膨胀性骨质破坏

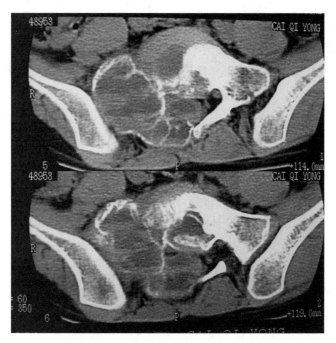

图 5-34　动脉瘤样骨囊肿（一）
CT 示骨质破坏区内密度不均,可见液-液平面

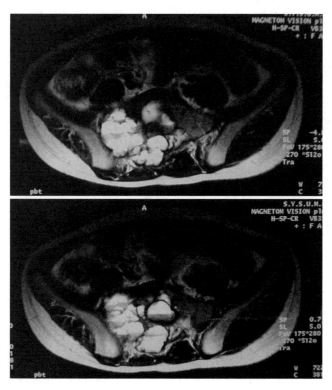

图 5-35　动脉瘤样骨囊肿（二）
MRI T_2WI 示破坏区液-液平面更明显

三、骨纤维异常增殖症

骨纤维异常增殖症也称骨纤维结构不良,是骨的纤维组织发育紊乱、异常增生所致。可侵犯单骨或多骨,合并皮肤色素沉着和性早熟等内分泌紊乱,则称为 Albright 综合征。

【病理】

主要病变为正常的骨组织被有弹性的白色纤维组织所替代。病灶内含有纤维组织、骨样组织和骨组织,由于成分比例不同,质地不一。纤维组织增多使骨横径加宽,呈梭形膨大,皮质变薄。

【临床表现】

本病大多发生于儿童。病变进展缓慢,到青年时,病变使骨骼发生了畸形或合并骨折才被发现。病变发生于下肢,可导致肢体变形和跛行。颅面部病变往往不对称,使颅面部产生无痛性隆起,即所谓的"骨性狮面"。Albright 综合征可见皮肤色素沉着和性早熟等内分泌紊乱症状。

【影像学表现】

1. X 线表现 病灶为单发或多发,多发者多见。病变广泛,不对称。全身骨骼均可发病,躯干骨发病高,其次为下肢、上肢骨,较少累及骨骺(图 5-36)。可分为囊型和硬化型。囊型的特点为囊状透光区、磨砂玻璃样钙化、粗大骨梁和骨畸形。骨干或干骺端出现类圆形囊状透光区,骨皮质变薄,病变区骨干明显膨胀。囊内见磨砂玻璃样钙化。透亮区与正常骨组织有清楚界限。股骨和胫骨的病变因承受重力引起骨骼弯曲变形。胫骨的囊性变周围常有骨硬化。硬化型多见于颅面骨,也可侵犯颅底。特点是非一致性密度增高,边缘不光滑。

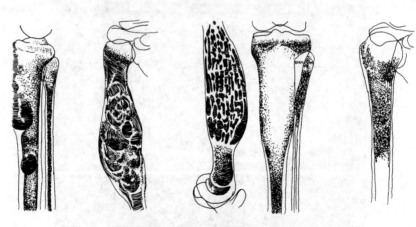

图 5-36　骨纤维异常增殖症示意图

对长骨的改变可概括为四种主要表现:①囊状膨胀性改变;②磨砂玻璃样改变;③丝瓜瓤状改变(图 5-37);④虫蚀样改变。

2. CT 表现 主要有两种,即囊型和硬化型病变。囊型主要见于四肢骨,在长骨的骨干或躯干骨见囊状膨胀,骨皮质变薄,边缘硬化而清晰。囊内有粗大的骨纹和钙化点交错,骨干膨胀增粗,骨小梁粗大而扭曲(图 5-38)。部分有单发或多发的溶骨性破坏。硬化型多见于颅面骨和颅底骨,特点是非一致性高密度影,颅骨穹隆的病变可侵犯外板和板障,成硬化型改变(图 5-39)。

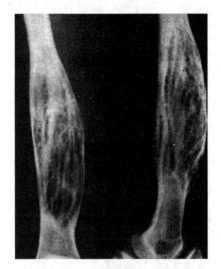

图 5-37　骨纤维异常增殖症
股骨膨胀,呈丝瓜瓤状

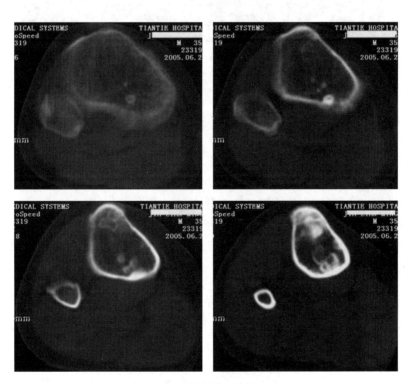

图 5-38　股骨纤维异常增殖症
CT 囊内有粗大的骨纹和钙化点交错

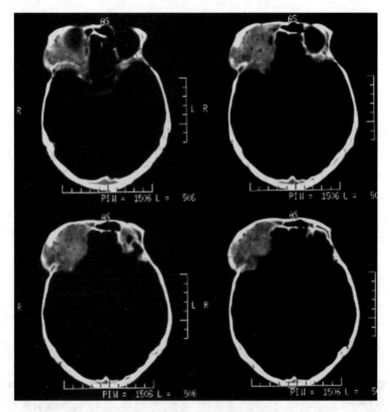

图 5-39　颅骨纤维异常增殖症

颅骨局部无痛性隆起

3. MR 表现　病变膨胀,多数情况纤维组织较为特异,在 T_1WI、T_2WI 上均为中等信号,病灶边缘较清楚。

【鉴别诊断】

1. 骨巨细胞瘤　多为单发性病变,见于骨端,有明显的膨胀性。病变区被残存的骨小梁分隔为肥皂泡状透亮区,为单纯的溶骨改变,周围无明显硬化环。

2. 骨囊肿　好发于 20 岁以下青少年。早期骨囊肿虽可见一些不规则骨小梁,但晚期随囊肿内骨质吸收液化,骨小梁消失。多见于骨干与骨骺板相邻的部位,随着骨骼生长才逐渐移向骨骺方向。囊肿呈中心性、对称性膨胀。

3. 内生软骨瘤　常见于手、足小骨的多发性病变。内生软骨瘤病灶内常有不规则钙化。骨骺常被侵蚀,伴有软组织肿块。

4. 甲状旁腺功能亢进　引起的骨质改变更为广泛,囊状区外的骨质也有脱钙,但无新生骨或硬化。血清钙升高,血清磷降低,尿中排磷排钙增加。

【诊断要点】

骨纤维异常增殖症主要病理改变为纤维组织替代了正常的骨组织。可分为单骨型、多骨型及 Albright 氏综合征三个类型。本病 X 线表现为长骨骨干有界限清楚的囊状透光区,骨髓受累,呈磨砂状。囊状膨胀,患骨增粗,骨皮质变薄,边缘硬化而清晰,无骨膜反应。长骨的骨纤维的表现可概括为:①囊状膨胀性改变;②磨砂玻璃样改变;③丝瓜瓤状改变;④虫

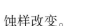

蚀样改变。

四、骨血管瘤

骨血管瘤是一种新生血管呈肿瘤样增生的病变,是较少见的良性骨肿瘤。有海绵状血管瘤、毛细血管瘤。好发于颅骨和脊椎,四肢骨少见,以胸椎多见。骨血管瘤多单发,多见于中年人。

【病理】

肉眼观察标本切面界限清楚,暗红色质脆的组织,肿瘤边缘有轻度的硬化反应,边缘常有不规则分布的放射状骨针,骨皮质膨胀、变薄,肿瘤后期可穿破皮质进入周围软组织内。椎体血管瘤病变处的组织大部分被吸收,残留的骨小梁代偿性增粗。颅骨血管瘤由多数骨小梁构成网状骨架,表浅的骨小梁粗大与颅骨骨板垂直。深部的骨小梁排列成蜂窝状。颅板可膨胀。

【临床表现】

病人症状一般轻微,局部疼痛及肿块,有时可触及血管搏动或闻到杂音,并有压痛。脊椎病变可有疼痛及脊椎成角畸形,严重者出现脊髓压迫症状。

【影像学表现】

1. X线表现　脊椎血管瘤以胸椎多见,可累及一个或多个椎体。椎体密度减低,其中有纵行粗糙的骨小梁,形如栅栏状,或灯芯绒状。椎体可稍有膨胀,少部分被压扁,少数椎体旁可有局限小弧形软组织影,椎间隙一般正常。颅骨血管瘤较少见。病变起于颅骨板障,呈圆形透光区,边缘清楚,常侵犯内板,板障增宽,呈蜂窝状。切线位显示针状骨针垂直颅骨。长骨血管瘤多位于骨端,呈散在的囊状、肥皂泡状或蜂房状影像,有时日光状新生骨,少数皮质膨胀、变薄。

2. CT表现　颅骨血管瘤表现为颅骨内外板变薄,板障局部膨胀,边缘光整,内有点状或线条状高密度影,病变周围有时可见高密度硬化环。脊柱血管瘤典型表现是椎体骨松质呈粗大网眼状改变,残留骨小梁增粗呈稀疏排列高密度斑点。矢状或冠状面重建可显示"栅栏状"改变。右髂骨散在的囊状、肥皂泡状或蜂房状影像,少数皮质膨胀、变薄(图5-40)。

3. MRI表现　表现在T_1WI和T_2WI上均为高信号,椎体的血管瘤在T_1WI和T_2WI上都可显示粗大而松散的低信号骨小梁。在横断面表现呈斑点状低信号,在矢状面或冠状面呈

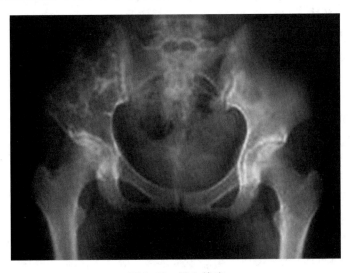

图5-40　骨血管瘤

低信号的"栅栏状"。在低信号之间都是不均匀的高信号。

【诊断要点】

骨血管瘤大体分为三型:①垂直型:显示为栅栏状垂直排列的粗糙骨小梁,或纱网眼状,此为脊椎血管瘤的典型表现。②日光型:显示自颅板板障伸出的太阳光芒状放射骨针。病变区呈蜂窝状骨质破坏,颅骨外板侵蚀,内板完整,此为颅骨血管瘤的典型表现。③泡沫型:肿瘤呈泡沫状骨质破坏,患骨局部梭形膨胀,皮质变薄,一般无骨膜反应,多见于长骨及扁平骨的血管瘤。

第五节 转移性骨肿瘤

骨转移性肿瘤是指骨骼以外其他组织、器官的恶性肿瘤,包括肉瘤、癌和其他恶性肿瘤病变转移至骨而发病。

骨转移性肿瘤是最常见的恶性肿瘤。据统计比原发性骨良、恶性肿瘤多,仅次于肺和肝转移瘤,居第三位。乳腺癌、前列腺癌、甲状腺癌、鼻咽癌、肾癌和肺癌容易发生骨转移,而胃癌、皮肤癌、宫颈癌、结肠癌较少发生骨转移。发生率因原发瘤的类型而异,如前列腺癌仅见于男性而乳腺癌主要见于女性。骨转移癌具有多发性。

【病理】

肿瘤转移至骨内主要是血行转移,少数可直接由邻近的原发灶蔓延发病,如鼻咽癌侵犯颅底,肺癌侵犯肋骨。骨转移瘤的肉眼所见无显著的特异性,瘤灶多位于髓内。多见于红髓丰富之处,如骨盆、脊柱、颅骨和肋骨最多见。一般认为膝、肘以下相对少见骨转移。转移瘤可引起溶骨性破坏,有的可伴有反应性骨质增生。切面见瘤组织多呈灰白色,常常伴有出血、坏死。镜下骨转移瘤的形态结构一般与其原发瘤相同。肿瘤灶出现时间因原发肿瘤的性质不同而长短不一。一般肿瘤恶性程度越高,分化越差,发生转移越早。临床上转移瘤可有以下情况:①先发现原发肿瘤,在原发肿瘤存在时发现转移瘤;②先发现转移瘤而后查出原发瘤;③原发肿瘤已切除术后,或经放化疗数月、数年后出现转移;④只发现转移瘤,而查不出原发病。

【临床表现】

骨转移瘤多见于中、老年人,以 50~60 岁最多,其次为 40~50 及 60 岁以上者。

骨转移瘤症状及体征与原发瘤的类型、转移部位及生长速度有关。轻的可无自觉症状。临床表现主要是进展性疼痛,开始为间歇性;逐渐变为持续性,夜间加重。有时可出现肿块、病理性骨折和压迫症状。如病灶发生在脊椎可出现相应的神经症状,严重者出现截瘫。晚期可出现不同程度的贫血及恶病质。实验室检查,成骨性转移者碱性磷酸酶增高、血清钙磷正常或偏低;溶骨性转移者血清钙磷增高。

【影像学表现】

1. X 线表现　骨转移瘤的 X 线表现可分为溶骨型、成骨型和混合型。

(1) 溶骨型:溶骨性转移瘤最多见。破坏可因破骨细胞增多、功能增强引起溶骨或肿瘤细胞直接引起的骨质溶解。溶骨型转移发生在长骨,多在骨干或邻近的干骺端。表现为骨松质中多发或单发的斑片状、虫蚀状、囊状骨质破坏(图 5-41,图 5-42)。随着病变的发展,破坏区融合扩大,形成大片溶骨性骨质破坏区,但一般无骨膜增生和软组织肿块,常并发病理骨折。发生于扁骨者,多表现为大小不等的骨破坏区,有融合倾向,或可见软组织肿块影。发生在脊椎者,则见椎体广泛性破坏,可单发或多发。常因承重而被压扁,但椎间隙多保持完整(图 5-43)。常见椎弓根受侵蚀、破坏。

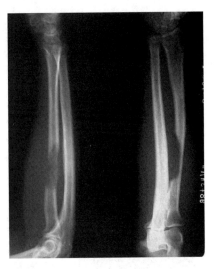

图 5-41　桡骨溶骨性转移瘤

（2）成骨型：此型较少见，多系生长较缓慢的肿瘤引起。转移瘤的成骨不是肿瘤细胞成骨，而是瘤细胞的刺激，肿瘤引起的宿主骨反应性成骨或是肿瘤间质通过化生而成骨。多由原发的前列腺癌转移所致，少数为乳腺癌、鼻咽癌、肺癌、胰腺癌和膀胱癌。成骨型转移常多发，呈边缘模糊的斑片状、结节状高密度硬化灶，密度均匀（图 5-44）。位于松质骨内，边界清楚或不清楚而逐渐移行于正常骨组织中，骨皮质多完整，骨轮廓多无改变。发生于椎体成骨转移时，椎体不易被压缩、变扁。

（3）混合型转移瘤：兼有溶骨型和成骨型转移的骨质改变，多见于乳腺癌、肺癌或鼻咽癌。表现形式多样，可一处溶骨型而另一处成骨型，也可在同一病灶内既有成骨又有溶骨性改变（图 5-45）。

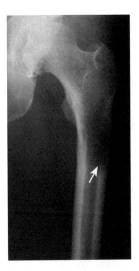

图 5-42　左股骨溶骨性转移瘤

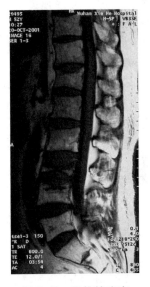

图 5-43　脊椎转移瘤

2. CT 表现　CT 显示骨转移瘤远较 X 线平片敏感，常在患者无骨痛时即可发现病灶还能清楚显示局部软组织肿块的大小、范围以及与邻近脏器的关系。溶骨型转移表现为皮质骨或（和）松质骨的低密度缺损区，边缘较清楚，无硬化，常伴有软组织肿块。成骨型转移为松质骨内斑点状、棉团状或结节状边缘模糊的高密度灶，一般无软组织肿块，很少有骨膜反应。混合型则兼有上述两种病灶的表现。

3. MRI 表现　MRI 对含脂肪的骨髓组织中的肿瘤组织、周围水肿非常敏感，因此能检出 X 线平片、CT 甚至核素骨显像不易发现的转移灶，可发现尚未引起明显骨质破坏的骨转移瘤，能明确转移瘤的数目、大小、分布和邻近组织关系。骨转移瘤在 T_1WI 上呈低信号，在高信号的骨髓组织的衬托下显示非常清楚；在 T_2WI 上呈程度不同的高信号，脂肪抑制序列可以清楚显示。

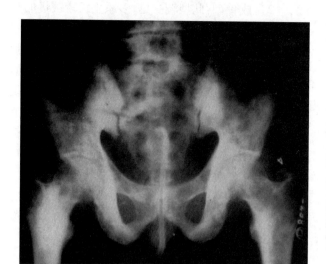

图 5-44 骨盆成骨转移

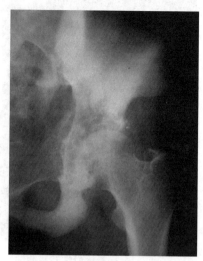

图 5-45 混合型骨转移瘤

【鉴别诊断】

骨转移瘤常须与多发性骨髓瘤鉴别。多发性骨髓瘤的病灶大小多较一致,常呈穿凿样骨破坏,常伴有明显的骨质疏松;骨破坏区出现软组织肿块和出现膨胀性骨破坏。骨转移灶多大小不一,边缘模糊,常不伴明显的骨质疏松,病灶间的骨质密度正常。实验室检查:多发性骨髓瘤患者血清球蛋白增高,血清钙磷高,骨髓穿刺涂片浆细胞增多,可找到骨髓瘤细胞,尿中可出现本周氏蛋白。

骨转移瘤还需和骨肉瘤、甲状旁腺功能亢进、石骨症、氟骨症相鉴别。

 知识链接

重视 CT,MRI 在骨肿瘤诊断中的作用

恶性骨肿瘤的诊断一直是肌肉骨骼系统影像学研究的重要课题之一。要求在诊断中我们不仅要回答是不是骨肿瘤,是良性骨肿瘤还是恶性骨肿瘤,是原发瘤还是转移瘤,以及肿瘤的细胞学类型这些问题,而且要明确肿瘤在骨内和邻近组织内的确切侵犯范围,以及化疗,放疗和介入治疗的疗效和有无早期复发等新问题。CT 以其横断面成像和优良的密度分辨率在显示骨肿瘤的征象上较平片有突出的优势,MRI 可以任意切面成像且软组织分辨率高,对软组织的显示明显优于 CT,它们在骨肿瘤的诊断中起的作用是多方面的。首先,CT、MRI 对肿瘤更为敏感,在病人出现症状而在 X 线片上尚未出现征象或征象不明显时,CT 和 MRI 就可见到肯定的骨松质和皮质的破坏,骨髓腔的侵犯和软组织肿块,从而使肿瘤早日得以确诊,并为病人赢得宝贵的治疗时机。

复习思考题

1. 良恶性肿瘤如何鉴别?
2. 骨肉瘤的影像学表现有哪些? 如何与化脓性骨髓炎鉴别?
3. 骨髓瘤的影像学表现有哪些?
4. 何为 Codman 三角?

1. 骨坏死的定义。
2. 股骨头坏死的 Ficat 分期。
3. 股骨头缺血性坏死的主要病因及病理。

第一节　股骨头缺血坏死

股骨头缺血性坏死又称扁平髋,是临床常见疾病,由于生活习惯的改变,近年来发病日趋增多。该病是因各种不同的原因,破坏了股骨头的血液供应,导致股骨头缺血-坏死-塌陷,故又有骨梗死、骨无菌坏死等名。本病好发于 30 岁~60 岁男性,大多数为单侧性,亦可两侧先后发病,严重者常导致关节功能障碍,是目前常见的骨科疾病之一。

【病因】

股骨头血供主要来源于旋股内、外侧动脉,圆韧带动脉和股深动脉分支,其中由旋股内、外侧动脉所发出的支持带动脉,占股骨头血供的 70%。闭孔动脉或旋股内侧动脉所发出的股骨头圆韧带动脉,占股骨头血供的 5%。股深动脉所发出的股骨滋养动脉,占股骨头血供的 25%。股骨头坏死的原因很多,目前公认为创伤性和非创伤性两大类。创伤性:如股骨颈骨折、髋关节脱位、髋部外伤等等,直接或间接损伤股骨头血运,导致股骨头缺血坏死;非创伤性:大剂量或长时间使用激素、长期酗酒、肾脏移植、感染、代谢障碍、内分泌疾患、地方病、慢性肝病、潜水病等。

【病理】

早期缺血所致的骨内细胞坏死溶解,骨细胞消失,随病程进展,新生的血管和增生的结缔组织、成纤维细胞、巨噬细胞向坏死组织内浸润,一方面可在坏死骨小梁表面形成新骨,另一方面可将坏死骨组织清除;随着坏死骨组织的不断被清除,周围存活的骨髓内也产生成骨活动,形成新骨并重建为正常骨结构。

Ⅰ期:骨缺血后 6 小时,髓腔造血细胞开始坏死。约在血流中断后 6~12 小时,造血细胞最先死亡。12~48 小时后,为骨细胞和骨母细胞死亡。1~5 天后脂肪细胞死亡。

Ⅱ期:骨内细胞坏死溶解,骨细胞消失,周围出现组织修复。镜下可见各种坏死组织,与周围活骨交界处发生炎性反应,存在反应性充血,局部骨质吸收。早期的修复反应包括少量毛细血管、胶原纤维增生,以及新骨对死骨的"爬行性替代"。

Ⅲ期:大量新生血管和增生的结缔组织、成纤维细胞、巨噬细胞向坏死区生长。一方面可在坏死骨小梁的表面形成新骨,另一方面可将坏死骨组织清除。随着死骨的不断被清除,周围存活的骨髓内也产生成骨活动,形成新骨并重建为正常骨结构。关节软骨受其修复组织的影响,表面不光滑,而后出现皱折。

Ⅳ期:股骨头塌陷合并退行性骨关节炎改变。修复组织相对较脆弱,无法承受人体的重量而发生塌陷,软骨下骨折更加重了塌陷的程度。坏死组织自软骨撕裂处溢出,产生骨关节炎表现。

【临床表现】

早期腹股沟韧带下压痛,髋内收、外展痛,"4"字试验阳性;髋部疼痛、活动受限、跛行、局部压痛、患肢短缩。晚期则各方活动皆受限,Thomas 征阳性,肌肉萎缩,出现半脱位征和屈曲、内收畸形。

【影像学表现】

1. X 线表现 本病临床症状与 X 线表现常不一致。

早期:X 线征象以骨质坏死为主,坏死骨组织呈相对性骨质密度增高,较均匀一致,此时坏死骨组织仍然保持原来的骨小梁结构,因与其周围活性骨质疏松相比,故其密度相对较高。髋关节间隙可轻度增宽,以关节中下为主,主要因关节软骨增宽,股骨头外移所致,早期股骨头在外移 2mm 以内,晚期可达 5mm,一般认为是关节旁及关节内软组织充血所致,可以逆转。

中期:中期为进展期;表现为骨坏死加重,密度明显增高且不均匀。股骨头皮质可以断裂形(台阶状)成角,基底处出现平行的双皮质征(双边征),其中台阶征及双边征是 X 线判断股骨头塌陷的早期征象,随后股骨头广泛脱位和碎解,其内可见死骨、裂隙、硬化和透光区,股骨头压缩变扁平,轮廓不规则,关节腔最初因股骨头变扁而增宽(图 6-1)。股骨颈下方出现皮质增厚或骨膜增生,关节间隙可呈不规则变窄,髋臼关节面增生硬化,Shenton 线不连续,股骨头碎块可成为关节游离体。

晚期:晚期为关节变形、骨质增生期。由于坏死骨组织大量吸收,可发生病理性骨折。

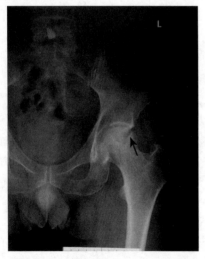

图 6-1 左侧股骨头缺血坏死Ⅱ期

X 线平片显示左侧股骨头密度增高且不均匀,股骨头外上方见囊状透光区(箭头所指),髋臼关节面增生、硬化

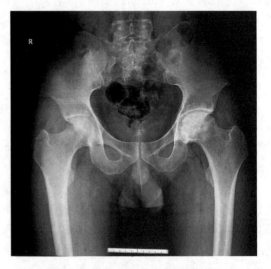

图 6-2 左侧股骨头缺血坏死Ⅲ期

X 线平片显示左侧股骨头变扁呈蕈伞状,关节面塌陷,股骨头内见硬化区与囊性变混杂,髋臼关节面增生硬化,股骨颈稍示粗短

股骨头骨结构完全消失,股骨头明显变扁或蕈状变形(图6-2),内有弥漫或局限性硬化或囊变区,关节间隙变窄,股骨头增粗,可有关节半脱位。髋臼缘和股骨头基底部增生变成骨赘,髋臼关节面出现硬化并囊变,股骨头与髋臼变扁,股骨颈吸收,使下肢变短。

Ficat 分期

0 期:正常。

Ⅰ期:无临床症状,骨质疏松,MRI 有异常。

Ⅱ期:疼痛,活动受限,骨质硬化与疏松,可见死骨。

Ⅲ期:软骨下骨折("新月征"、关节面塌陷)。

Ⅳ期:股骨头塌陷,关节间隙变窄,关节退变骨赘增生(骨性关节炎)。

2. CT 的表现

Ⅰ期:骨质无明显异常,但可有滑膜增厚,关节囊肿胀,关节腔积液,关节间隙相对增宽。

Ⅱ期:股骨头形态正常无塌陷,正常时股骨头中心因负重应力的作用骨小梁生理性密度增高呈"星芒征",当发现骨缺血性坏死时,星芒状骨纹间骨小梁吸收呈不均匀大眼状,由于反应性增生,使星芒状骨纹增粗、扭曲、浓密。

Ⅲ期:此期称为塌陷前期,股骨头变平,股骨头前上部关节面下见窄细状透亮带,即"半月征"。

Ⅳ期:股骨头塌陷变形,股骨头内见不同程度囊变,周围有硬化或不规则,因塌陷所致的骨质区,可见碎骨片和关节游离体。继发退行性骨关节病,出现骨刺、关节间隙狭窄、关节半脱位(图6-3,图6-4)。

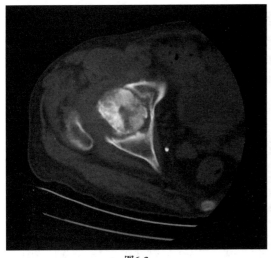
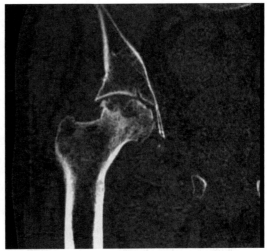

图6-3   图6-4

图 6-3、图 6-4 右侧股骨头缺血坏死Ⅳ期

CT 横断面及冠状位示:股骨头明显塌陷变形,股骨头内见不同程度囊变,周围有硬化或不规则,因塌陷所致的骨质区,可见碎骨片。关节间隙变窄,髋臼关节面增生硬化

3. MRI 表现　MRI 敏感性优于骨核素扫描和 CT 及 X 线检查。这是因为股骨头发生坏死后,修复组织不断伸入坏死区上方骨髓的变化早于骨质变化,MRI 可以在骨质塌陷及修复以前反映出骨髓细胞的变化。所以,MRI 应作为早期检查诊断骨坏死的主要手段。MRI 大多表现为股骨头前上部边缘的异常条带影,T_1WI 上为低信号,T_2WI 亦为低信号或内高外低

两条并行信号带(图6-5,图6-6),与CT上的硬化带或并行的透光及硬化带相对应,此即为"双线征",为较特异的诊断征象。

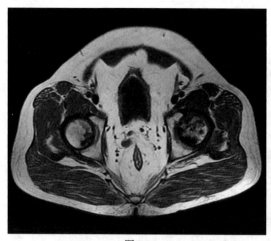 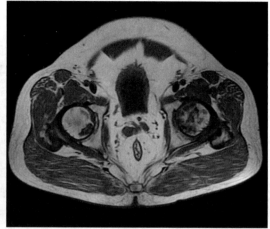

图6-5   图6-6

图6-5、图6-6 双侧股骨头缺血坏死

右侧Ⅱ期,左侧Ⅲ期MRI横断面示:左侧股骨头变扁,关节面塌陷、毛糙,双侧股骨头见不规则地图样及点状混杂信号影,以左侧为著

股骨头缺血坏死的MRI分期:

0期:一般患者无症状,病理表现为造血骨髓的丢失,胞浆滞留并有窦状小管,间质内积液和骨髓脂肪细胞的坏死。MRI可表现正常,在骨扫描时局部呈现一示踪剂缺血性冷点。只在MRI动态扫描时上述冷点可表现为增强减弱。

Ⅰ期:股骨头不变形,关节间隙正常,X线平片、CT多不能显示明显的骨质病变,称X线前期。T_1WI股骨头负重区(根据关节软骨结构和功能的特点,将股骨头软骨面分为三个部分,外上方与髋臼软骨面相差的压力负重区、压力负重区内侧的非压力负重区和外侧周围的非压力负重区)显示线样低信号。T_2WI呈高信号病理特征,是骨和骨髓的坏死无修复,以骨髓水肿、骨细胞坏死、骨陷窝空虚为主要改变。

Ⅱ期:股骨头不变形,关节间隙正常。T_1WI为新月形边界清楚的不均匀信号,T_2WI显中等稍高信号,周围不均匀稍低信号环绕,呈典型的双线征,位置基本与CT的条状骨硬化一致。病理上为病灶中心大量不规则的细胞碎片坏死,周边纤维化,新骨形成和肉芽组织增生。

Ⅲ期:股骨头变形,软骨下骨折、塌陷、新月体形成。T_1WI呈带状低信号,T_2WI呈中等或高信号,为关节积液进入软骨下骨折线的裂隙。新月形坏死骨发生应力性软骨下骨折、塌陷并与关节软骨分离。由于纤维组织长入形成致密的无血管墙,使修复被阻挡,进入坏死骨的修复受限。

Ⅳ期:关节软骨被完全破坏,关节间隙变窄,股骨头显著塌陷变形,髋臼出现硬化、囊性变及边缘骨赘等非特异性继发性骨关节炎。

【鉴别诊断】

1. 退行性囊肿 局限于骨性关节面下,形态规整,无明显关节面塌陷。

2. 骨岛 多为孤立的圆形硬化区,密度较高,边缘清楚、光整。

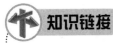 **知识链接**

骨坏死是指由于各种原因导致局部骨组织供血障碍而引起的骨组织死亡，故又称骨缺血坏死。该病可累及成熟骨组织和未成熟骨骨骺、骨突或相当于骨骺的部位。本类疾病可发生于任何年龄段，但以幼儿、青少年多见，病理上病变既可发于原发骨化中心，也可发于继发骨化中心。

第二节　椎体骺板缺血坏死

椎体骺板缺血坏死又称"青春期"驼背症、休曼病（Scheuermann Disease）。好发于10~18岁的青少年，以14~16岁尤为多见，男性为女性的4~5倍，多发生于胸椎下段及腰椎上段，以8~11胸椎最为常见，常侵犯多个椎体，有时可仅发病于单个椎体。

【病因病理】

病因不明，可能跟外伤、椎间盘病变、营养不良等有关；椎间盘损伤多见于过早体力劳动的青少年、习惯性姿势弯曲、强体力劳动者或竞技运动员。现普遍认为是椎体继发骨化中心的骨骺板遭受损伤而局部缺血坏死所致或系椎间盘损伤、髓核穿过椎间盘软骨板突入邻近椎体时，软骨板受压过重所致。由于骨骺板坏死与椎体的负荷发生变更，软骨板前份生长迟缓，使椎体产生特征性的楔形变而形成脊柱后突。显微镜下可见骨骺软骨板断裂，髓核进入椎体松质骨，形成椎间盘椎体疝，即Schmorl结节。后期表现为骨骺板与椎体骨性融合，椎体遗留楔形变形。椎体和椎间盘退变。

【临床表现】

本病好发于青少年，驼背、背痛为最常见的临床表现。影像学表现为病变部位脊柱呈圆驼状后突畸形，椎体楔形变，椎体前部呈"阶梯状"，椎体可形成许莫结节等特殊征象。根据病变发生部位分为两种类型：典型的以胸椎病变为主，病变侵犯3个及以上椎体骺板，引起大于25°~40°以上的楔形变，往往伴有10°~20°以上的非进行性增加的脊柱侧凸。非典型病变以腰椎为主。胸腰部疼痛，易疲劳，休息后缓解。受累棘突有压痛和叩击痛。椎旁肌肉有痉挛和压痛。胸椎后凸加大，颈、腰椎代偿性前突。晚期受累椎体骨质增生，椎管狭窄导致压迫症状。下胸段呈圆驼状后突畸形是较典型的体征。

【影像学表现】

1. X线及CT表现　病变部脊柱呈圆驼状后突畸形，椎体呈楔形改变，以后突顶部椎体最为明显。受累椎体前部上、下缘可呈不规则毛刺或凹迹，形成"阶梯状"，椎间隙不对称，前宽后窄，部分椎体上可形成一个或多个边缘硬化的椎体内陷切迹，即许莫结节。受累部位椎间隙变窄或正常。由于多个椎体前窄后宽楔形变形，所以形成角度大于25°以上的圆背畸形。晚期邻近椎体可相互融合，致椎间隙完全消失。椎间盘退变可引起骨质增生、骨赘和骨桥形成，椎管可有狭窄。

2. MRI表现　椎体呈楔形，病变椎体上、下缘局限性凹陷呈"阶梯状"改变，前缘不整齐。局限性凹陷区信号异常，T_1WI呈等信号，T_2WI呈低信号。

【鉴别诊断】

1. 脊柱结核　邻近椎体的上或下缘骨质破坏、椎间隙狭窄或消失、椎旁冷脓肿为脊柱结核的典型影像学表现，多有全身中毒症状。

2. 椎体嗜酸性肉芽肿　椎体病变多为单发,且椎间隙正常,患病椎体表现为囊状骨质破坏,边缘硬化;晚期椎体常发生病理性压缩呈楔形或高度致密的铜板状改变。

第三节　椎体缺血坏死

椎体缺血性坏死又称"扁平椎"、Calve 病,本病较少见,好发于 2~15 岁儿童,男性略多于女性,好发于胸椎下部,也见于腰椎和颈椎。多数只侵犯一个椎体,极少数病例可累及 2~3 个相邻的椎体。是椎体原发骨化中心的缺血坏死。

【病因病理】

本病病因尚不明确,可能因为不同程度的外伤导致椎体骨骺血运障碍,而引起缺血坏死。病变椎体迅速塌陷,2 周后椎体已经呈薄饼状。早期发现及时治疗,病变停止后,椎体高度可有部分恢复。

【临床表现】

本病起病隐匿,患儿主诉疼痛且逐渐加重,疲乏,夜间啼哭。背肌痉挛,局部棘突压痛,逐渐出现局部驼背畸形,极少病例可出现脊神经症状。以上不适一般在 2 个月后消失,但部分病人遗留驼背畸形。

【影像学表现】

早期椎旁软组织梭形增宽,椎体萎缩、塌陷,密度增高。椎体前半部呈楔形,产生脊柱后凸。随后椎体继续变扁,逐渐发展成厚薄一致的盘状,状如平置的硬币,俗称"扁平椎"、"铜板椎"(图 6-7)。椎体前后径和左右径增大,超出正常椎体的边缘。此椎椎间隙增宽,邻近椎间隙正常。较少侵犯椎弓根。

后期表现一种是病变椎体不再恢复;另一种病变停止,病变椎体可恢复接近正常或正常厚度的 2/3,椎体的前后径仍大于相邻椎体。

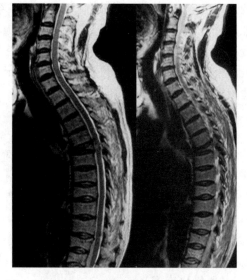

图 6-7　椎体缺血性坏死

【鉴别诊断】

1. 儿童椎体病理性骨折　椎体变扁,密度增高,椎间隙正常,与本病颇为相似。但是儿童椎体病理性骨折骨骼有原发性疾病,有助于诊断。

2. 脊柱结核　结核常累及两个以上椎体,椎体边缘破坏和密度减低,椎体前部塌陷和椎间隙狭窄或消失,有椎旁脓肿形成,愈后可遗留脊柱成角畸形。

3. 脊柱肿瘤　如何杰金病及其他恶性肿瘤等,如能发现其他骨骼病变或病变椎体的椎弓根受累,结合临床资料予以鉴别。

第四节　月骨缺血坏死

腕月骨缺血性坏死又称 Kienböck 病,月骨软化症和无菌性坏死等。是以月骨渐进性缺血坏死为主要病理变化的疾病。本病多见于 20~30 岁从事重手工劳动的成年人,如手工业工人、纺织工人及风镐手等。男性多于女性,男性发病为女性的 3~4 倍;两侧可同时发生,以右侧为著,右侧比左侧约多 5 倍。可有进行性疼痛、肿胀,功能障碍和畸形。

【病因病理】

病因不明。多数病人有外伤史或过度劳损。可能跟月骨解剖结构和血运有关。月骨血供来源于前后韧带,其中与月骨前韧带相连接的掌腕前韧带内的血供是月骨主要血供来源。腕关节中月骨稳定性最差,活动度最大。外伤或劳损使月骨局部血管舒缩紊乱、产生水肿,导致月骨骨内压增高,静脉瘀滞,间质水肿,营养性毛细血管血流减少,骨代谢障碍,骨小梁坏死。修复和重建区可有血管增生,新骨生成。晚期常见月骨塌陷变性,关节退变,软骨破坏,关节纤维化、骨化。

【临床表现】

本病起病非常缓慢,常有腕部外伤或长期劳损病史。早期腕部疼痛乏力,劳累后加重,稍加休息即缓解、消失。腕关节功能障碍不明显。逐渐在腕背月骨区出现轻度肿胀,明显压痛,腕关节持续性疼痛,背屈活动明显受阻,握力大为减退。运动时加剧,常向前臂放射。病程长达数年,叩击第三掌骨头时,可引起腕部疼痛,又称 Finsterer 征阳性。

【影像学表现】

1. X 线表现 早期可无阳性征象,月骨密度和形态正常。如继发于骨折,可见压缩骨折和线型骨折;中期表现为月骨的正常结构变形或消失,月骨形态变小,其上下缘基本平行,外形呈扁平状,密度增高,正常骨小梁结构消失(图 6-8),有时有囊样变或破裂崩解,其周围关节间隙正常或稍增宽;晚期可形成退行性骨关节病,周围骨骨质可无变化或有骨质疏松改变。临床常用 Lichtman 分期法:

Ⅰ期:X 线平片正常,极少病例可见线状压缩性骨折。

Ⅱ期:X 线平片可见月骨密度增高,月骨结构无改变,桡侧面可有轻度塌陷,腕部稳定。

Ⅲ期:A 型,在Ⅱ期表现的基础上,出现舟骨可复性半脱位;B 型,在Ⅱ期表现的基础上出现舟骨不可复性半脱位和头状骨向近侧移位而致腕高度减低。

Ⅳ期:在Ⅲ期的基础上,出现弥漫性退行性关节炎。

2. CT 表现 早期可出现月骨皮质下软组织密度样裂隙。中期月骨密度增高,骨小梁结构消失或模糊。形态改变,月骨变小。周围关节间隙增宽。晚期退行性骨关节炎改变。

3. MRI 表现

Ⅰ期:T_1WI 月骨内弥漫性或局限性低信号,T_2WI 信号略增高,桡腕关节积液水肿则关节腔呈高信号。

Ⅱ期:T_1WI 呈点状低信号区,T_2WI 呈高信号。

Ⅲ期:矢状面,头状骨向近侧移位,月骨向前后方向增长。冠状面,可见月骨塌陷和节裂。

Ⅳ期:T_1WI 和 T_2WI 均呈弥漫性低信号,明显塌陷,甚至碎裂。

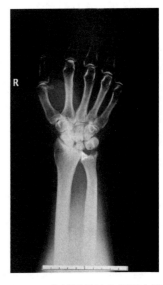

图 6-8 右侧月骨缺血坏死中期

X 平片示:月骨的正常结构变形,月骨形态变小,其上下缘基本平行,外形呈扁平状,密度增高,正常骨小梁结构消失

知识拓展

Lichtman 和 Ross 于 1994 年提出的影像学诊断标准如下：

Ⅰ期：常规 X 线片阴性，MRI 可表现为可逆性髓腔水肿，或在骨扫描中发现异常。

Ⅱ期：使用高分辨率 CT 扫描可显示松质骨硬化。

Ⅲ期：月骨近极出现骨折。在Ⅲ期 A 型基础上发现腕骨不稳定，即为Ⅲ期 B 型。

Ⅳ期：为腕关节骨关节炎期，月骨表现为碎裂，压扁，关节面不平整，关节间隙狭窄，关节边缘骨骨赘形成。

【鉴别诊断】

1. 月骨结核　有结核的一般症状和 X 线表现，骨质稀疏，关节间隙模糊和狭窄等。

2. 月骨骨折　有外伤史和骨折一般症状、体征。

3. 二分月骨　正常变异，往往对称出现。边缘光滑锐利，密度和信号均正常。

第五节　距骨缺血坏死

距骨坏死是踝关节严重创伤的常见并发症。踝关节遭受严重创伤时，使距骨的血供遭到破坏而发生缺血性坏死、塌陷，最终造成踝关节骨性关节炎。

【病因病理】

距骨的血液供应：足背动脉供应距骨头内上部，跗骨窦动脉供应距骨头的外下部；跗骨管动脉供应距骨体的中、外 1/3，三角支供应距骨体的内 1/3，跗骨窦动脉分支供应外下小部分；胫后动脉的跟骨支供应距骨后结节。距骨表面 2/5 都由关节软骨覆盖，松质骨的距骨容易发生骨小梁压缩骨折损伤血供，距骨颈骨折同时合并距骨后脱位容易发生距骨坏死。创伤导致距骨表面软骨细胞破坏，关节面损伤，骨小梁不规则，骨细胞丢失，部分骨组织囊性变。晚期关节表面塌陷，关节活动障碍。

【临床表现】

早期踝部酸胀不适，疼痛逐渐加重，与活动无关。晚期出现跛行。由于关节软骨面破坏，纤维化，活动疼痛，活动受限，表现为骨性关节炎的症状。

【影像学表现】

X 线及 CT 表现　距骨体密度增高，在正常骨密度的 2 倍以上。晚期距骨塌陷、变小变扁。关节面硬化，关节间隙狭窄。分期如下：

Ⅰ期：正常。

Ⅱ期：距骨囊性变和骨硬化，新骨出现，形态正常，无软骨下骨塌陷。

Ⅲ期：软骨下骨塌陷。

Ⅳ期：关节间隙狭窄，胫骨远端囊性变，骨赘形成和软骨缺损（图 6-9、图 6-10）。

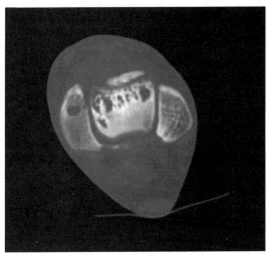

图6-9

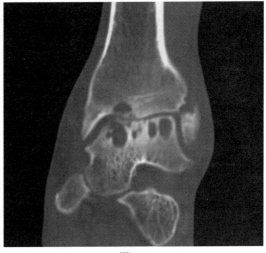

图6-10

图 6-9、图 6-10 左侧距骨缺血坏死Ⅳ期

CT 横断位及冠状位示:距骨体密度增高、囊性变和骨硬化,关节间隙狭窄,胫骨远端囊性变,骨赘形成

复习思考题

1. 股骨头缺血坏死的病因及临床表现?
2. 股骨头缺血坏死的 Ficat 分期?
3. 椎体缺血坏死的 X 线表现?
4. 月骨缺血坏死的 CT 表现?

(肖成明)

第七章 结缔组织病

 学习要点

1. 类风湿关节炎的概念及影像学特征；
2. 血清阴性脊柱关节病所包括的疾病名称；
3. 骨性关节炎的概念及影像学表现。

第一节 类风湿关节炎

类风湿关节炎(rheumatoid arthritis, RA)是一常见的以关节组织的慢性炎症性病变为主要表现的全身性自身免疫性疾病。主要表现为对称性、慢性、进行性多关节炎，以对称性侵犯手足小关节为特征。最终导致不同程度的关节功能障碍，因而早期诊断、及时治疗尤为重要。本病多见于40~60岁的中年女性，男女比约为1:3，我国的患病率约为0.32%~0.36%。

【病因病理】

病因尚未明确，有学者认为是在遗传易感体质的基础上加上环境因素而致病；遗传因素可能与人体白细胞抗原-DR_4(HLA-DR_4)有关，环境因素主要为细菌或病毒感染。致病因子和免疫球蛋白形成抗原，抗原刺激机体产生类风湿因子(RF)抗体。抗原抗体复合物沉积在关节滑膜和小血管壁上，形成关节的滑膜炎和血管炎。

关节滑膜炎：是基本病理改变。急性期：渗出性和血管浸润性，滑膜下有小血管扩张，内皮细胞肿胀，细胞间隙增大，间质有水肿和中性粒细胞浸润；慢性期：滑膜增生肥厚形成绒毛状突起，类似肿瘤的浸润性生长，造成关节破坏、畸形及功能障碍。

血管炎：典型病理改变为坏死性血管炎。可发生在关节外任何组织，以皮疹、皮肤溃疡、类风湿结节形式出现。

【临床表现】

病情和病程存在显著的个体差异。从短暂、轻微的少关节炎到急剧进行性多关节炎均可出现。受累关节以近端指间关节、掌指关节、腕关节、肘关节、肩关节、膝关节和足趾关节最为多见；颈椎寰枢关节、颞颌关节、胸锁和肩锁关节也可受累，并伴活动受限；髋关节受累少见。关节炎常表现为对称性、持续性肿胀和压痛，常常伴有1小时以上的晨僵。最常见的关节畸形是腕和肘关节强直、掌指关节的半脱位、手指向尺侧偏斜、手指呈"天鹅颈"样及纽扣花样表现。重症患者关节呈纤维性或骨性强直，因关节周围肌肉萎缩、痉挛失去关节功能，使生活不能自理。除关节症状外，还可出现类风湿结节和内脏病变。

　　实验室检查　多数活动期患者有轻至中度正细胞性贫血,白细胞数大多正常,有时可见血小板和嗜酸性粒细胞增多。血清免疫球蛋白 IgM、IgG、IgA 可升高。血清补体水平多数正常或轻度升高。60%~80%患者有高水平类风湿因子(RF),但 RF 阳性也见于慢性感染(肝炎、结核等)、其他结缔组织病和正常老年人。其他如抗角质蛋白抗体(AKA)和抗环瓜氨酸多肽(CCP)等自身抗体对类风湿关节炎有较高的诊断特异性,敏感性在 30%~40%。

【影像学表现】

　　1. X 线表现　不适合早期诊断,晚期可作为金标准。手足小关节是最易受累的部位,因而为明确本病的诊断、分期和发展情况,在病变初期应摄包括双腕关节和手及(或)双足 X 线片,以及其他受累关节的 X 线片。

　　随着病程的进展,首先出现手足小关节多发性对称性梭形软组织的肿胀,局部骨端出现骨质疏松,关节边缘出现囊状骨质破坏,关节间隙狭窄,骨质疏松加重。随着病情进展,关节间隙进一步狭窄直至消失,出现半脱位、脱位和尺偏畸形,从纤维性僵直直至骨性僵直(图 7-1~图 7-8)。

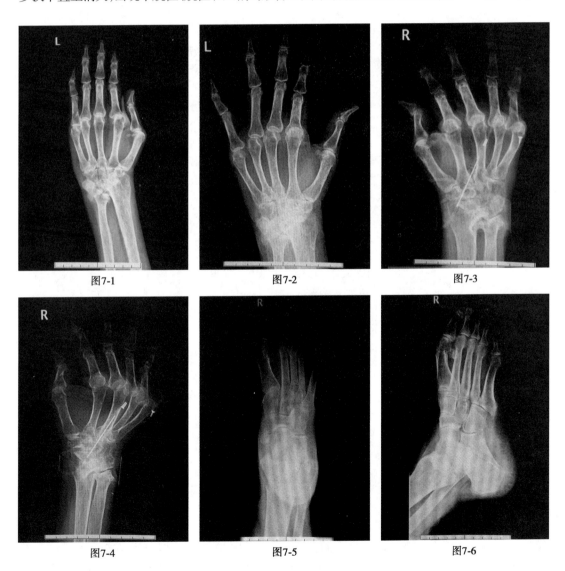

图7-1　　　　　　　　　图7-2　　　　　　　　　图7-3

图7-4　　　　　　　　　图7-5　　　　　　　　　图7-6

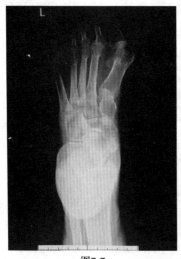

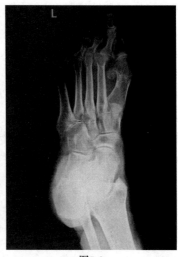

图7-7 　　　　　　　　　　　　图7-8

图 7-1~图 7-8　类风湿关节炎Ⅲ期 X 线片显示

双手及双足小关节多发性对称性梭形软组织的肿胀,局部骨端出现骨质疏松,关节边缘出现囊状骨质侵蚀,关节间隙狭窄,部分出现半脱位、脱位畸形

　　RA 的 X 线片早期表现为关节周围软组织肿胀,关节附近轻度骨质疏松,继之出现关节间隙狭窄,关节破坏,关节脱位或僵直。根据关节破坏程度将 X 线改变分为Ⅳ期(表 7-1)。

表 7-1　类风湿关节炎 X 线进展的分期

分期		表　现
Ⅰ期(早期)	1*	X 线检查无破坏性改变
	2	可见骨质疏松
Ⅱ期(中期)	1*	骨质疏松,可有轻度的软骨破坏,有或没有轻度的软骨下骨质破坏
	2*	可见关节活动受限,但无关节畸形
	3	邻近肌肉萎缩
	4	有关节外软组织病损,如结节或腱鞘炎
Ⅲ期(严重期)	1*	骨质疏松加上软骨或骨质破坏
	2*	关节畸形,如半脱位,尺侧偏斜,无纤维性或骨性强直
	3	广泛的肌肉萎缩
	4	有关节外软组织病损,如结节或腱鞘炎
Ⅳ期(末期)	1*	纤维性或骨性强直
	2	Ⅲ期标准内各条

注:标准前冠有 * 号者为病期分类的必备条件。

　　2. CT 表现　对关节周围软组织和关节内改变优于普通平片。能够清晰显示关节面的微小破坏。

　　3. MRI 表现　MRI 显示类风湿关节炎的敏感性较高,今后可能成为早期诊断的重要影像学检查方法。其对于类风湿关节炎的检测较多地集中在膝、肩、肘等大关节。

　　关节滑膜增生和渗出:正常关节滑膜不显影,一旦显影则常提示滑膜增殖和(或)血管翳的形成。滑膜增生表现为细条状或线状 T_1WI 稍低信号，T_2WI 均匀或不均匀稍高信号。

　　血管翳形成：是类风湿关节炎的特征性改变，可分为炎性、纤维性和混合性三种。炎性血管翳 T_1WI 呈低信号，T_2WI 呈不均匀略高信号；纤维性血管翳在 T_1WI 和 T_2WI 上均表现为低信号；混合性血管翳在 T_1WI 是低信号，T_2WI 呈不均匀低至高信号。

　　关节软骨破坏：关节软骨可以显示为四层，由浅入深表现为低信号和中等信号交替排列。软骨固态物质的丢失，软骨逐渐发生形态学改变，表面毛糙，局部出现缺损，增生的血管翳直接侵蚀骨质。晚期软骨大面积破坏，不规则缺损。

【诊断要点】

　　类风湿关节炎的诊断主要依靠临床表现、自身抗体及 X 线改变。典型的病例按 1987 年美国风湿病学学会分类标准（表 7-2）诊断并不困难，但以单关节炎为首发症状的某些不典型、早期类风湿关节炎常被误诊或漏诊。对这些患者，除了血、尿常规、血沉、C 反应蛋白、类风湿因子等检查外，还可做磁共振显像（MRI），以求早期诊断。对可疑类风湿关节炎患者要定期复查、密切随访。

表 7-2　1987 年美国风湿病学学会（ARA）类风湿关节炎分类标准

定义	注释
晨僵	关节及其周围僵硬感至少持续 1 小时（病程 ≥6 周）
3 或 3 个区域以上	医生观察到下列 14 个区域（左侧或右侧的近端指间关节、掌关节部位的关节炎，指关节、腕、肘、膝、踝及跖趾关节）中至少累及 3 个，且同时有软组织肿胀或积液（不是单纯骨隆起）（病程 ≥6 周）
手关节炎	腕、掌指或近端指间关节炎中，至少有 1 个关节肿胀（病程 ≥6 周）
对称性关节炎	两侧关节同时受累（双侧近端指间关节、掌指关节及跖趾关节受累时不一定绝对对称）（病程 ≥6 周）
类风湿结节	医生观察到在骨突部位、伸肌表面或关节周围有皮下结节
类风湿因子阳性	任何检测方法证明血清类风湿因子含量异常，而该方法在正常人群中的阳性率小于 5%
放射学改变	在手和腕的后前位相上有典型的类风湿关节炎放射学改变：必须包括骨质侵蚀或受累关节及其邻近部位有明确的骨质脱钙

注：满足分类标准中 4 条或 4 条以上并排除其他关节炎即可诊断类风湿关节炎。

第二节　血清阴性脊柱关节病

　　Wright 和 Moll 在 20 世纪 70 年代初，将血清类风湿因子（rheumatoid factor，RF）阴性的关节炎统称为血清阴性关节炎，因该组疾病易并发脊柱炎，故又称血清阴性脊柱关节病（seronegative spondyloarthrpathies，SpA）。是一组以脊柱和外周关节病为主，多系统受累的系统性炎性疾病。该组疾病包括：强直性脊柱炎（ankylosing spondylitis，AS）、赖特综合征（Reiter Syndrom，RS）、反应性关节炎（reactive arthritis，ReA）、银屑病关节炎（psoriatic arthritis，PsA）、炎症性肠病关节炎（IBDA）、幼年发病的脊柱关节病（JSpA）和一组分类未定的所谓"未分化脊柱关节病（uSpA）"。

　　该组疾病有以下共同特点：①有家族聚集倾向；②与 HLA-B_{27} 基因有不同程度的相关；③在临床表现上有很多共同和重叠之处；④外周关节炎常为病程中突出表现；⑤类风湿因子

阴性(准确地说,类风湿因子阳性率与正常人相似);⑥无类风湿皮下结节;⑦有不同程度的骶髂关节炎;⑧病理变化以肌腱端周围和韧带附着于骨的部位为主(附着端炎)而非滑膜,也可发生在眼、主动脉瓣、肺实质和皮肤,而不同于以滑膜病变为主的类风湿关节炎。

【病因】

尚不明确。研究认为,环境因素与遗传特性(易感性)是导致 SpA 发病的两个重要因素。研究发现,血清阴性脊柱关节病与 HLA-B$_{27}$ 有密切关联,AS 患者中 HLA-B$_{27}$ 阳性率高达 90%~95%,赖特综合征或反应性关节炎为 60%~80%,银屑病关节炎为 50%,而正常人群中 HLA-B$_{27}$ 阳性率仅为 4%~8%。在 HLA-B$_{27}$ 阳性的 AS 患者一级亲属中,有 10%~27% HLA-B$_{27}$ 阳性的成年人患 AS,因此认为 HLA-B$_{27}$ 与 SpA 密切相关,是这组疾病的易感基因。

感染是血清阴性脊柱关节病发病的另一重要因素。肠道和泌尿道感染后可引起赖特综合征,福氏志贺痢疾杆菌、沙门菌属、耶尔森菌和幽门螺杆菌感染可导致反应性关节炎,以及肠道肺炎克雷伯杆菌感染与 AS 相关。

【临床表现】

血清阴性脊柱关节病的共同特点为侵犯脊柱、外周关节和关节周围结构,常伴有特征性关节外表现。主要的几种疾病特点见表 7-3。

表 7-3 几种血清阴性脊柱关节病临床比较

项目	强直性脊柱炎	Reiter's 综合征	银屑病关节炎	肠病性关节炎	反应性关节炎	未分化脊柱关节病
性别	男>女	男>女	男=女	男=女	男=女	男=女
年龄	16~30 岁为多	青中年	任何年龄	任何年龄	任何年龄	任何年龄
起病方式	缓慢	急	不定	缓慢	急	不定
HLA-B$_{27}$	>90%	60%~80%	20%(有骶髂关节炎 50%)	<50%	80%	±
骶髂关节炎	25% 下肢>上肢	90% 下肢>上肢	>95% 上肢>下肢	偶见 下肢>上肢	>95% 下肢>上肢	+下肢=上肢
葡萄膜炎	++	++	+	+	+	±
结膜炎	−	+	−	−	+	−
皮肤指甲受累	−	多见	几乎全有	−	−	±
黏膜受累	−	+	−	+	−	±
尿道炎	−	+	−	−	±	−
脊柱受累	+++	+	+	+	+	±
自限性	−	±	±	±	±	±
缓解复发	−	±	±	±	±	±

一、强直性脊柱炎

多见于青少年,男性发病明显高于女性,发病高峰年龄为 20~30 岁,40 岁以后及 8 岁以下发病者少见。国内部分地区患病率约为 0.3%。

【临床表现】

本病发病缓慢,开始感到腰背部或腰骶部不适或疼痛,有时可放射至髂嵴、膝关节内侧和大腿后侧。疼痛可因咳嗽、喷嚏或其他牵扯腰背的动作而加重。清晨或久坐、久站后腰背部疼痛加重并伴僵硬感,活动后疼痛及僵硬可缓解。数月或数年后可出现胸或颈椎疼痛,进行性脊柱运动受限甚至僵硬、畸形。半数左右的患者以外周关节为首发症状,几乎绝大部分患者在病程中均出现外周关节症状,以髋、膝、踝和肩关节居多。髋关节受累高达66%,出现髋部疼痛,活动障碍,有时患者主诉为腹股沟处疼痛,其中三分之一患者发展为关节强直。肌腱、韧带骨附着点炎症为AS特征性改变。

胸肋关节、胸骨柄、胸骨联合等部位附着点炎症可导致胸痛、呼吸受限;跟腱、足弓附着点炎症可导致站立、行走时疼痛。患者全身症状一般较轻,少数有低热、疲劳和体重下降。

虹膜炎或虹膜睫状体炎见于四分之一的患者,部分可先于AS关节症状出现;

肺部改变为:双肺上部纤维化、囊状变,甚至空洞形成;

其他全身改变包括主动脉瓣关闭不全、二尖瓣关闭不全、心脏扩大、房室传导阻滞和束支传导阻滞,见于3.5%~10%患者。四分之一患者有慢性中耳炎改变;由于脊柱骨折导致脊髓压迫可出现相应的神经症状;慢性进行性马尾综合征为强直性脊柱炎后期罕见而重要的并发症,表现为尿道、肛门括约肌功能不全,大腿或臀部痛觉消失,逐渐发展为尿、便失禁、阳痿等其发生原因未明。肾脏损害少见,主要为IgA肾病和肾淀粉样变。

早期强直性脊柱炎体征不多,可有骶髂关节、髂嵴、耻骨联合等部位以及肌腱、韧带附着点压痛。有周围关节或关节外表现者可有相应的体征。

随着疾病的发展可见明显脊柱关节活动障碍甚至畸形。

"4"字试验、骨盆挤压试验阳性提示骶髂关节炎。枕墙距>0cm,胸廓活动度<2.5cm以及Schober试验<4cm分别提示颈、胸、腰椎活动度减低。

胸廓活动度检查　在第4肋间隙测量,深呼、吸之胸围差<5cm,为阳性。

Schober's test　从髂后上棘连线的中点向上、向下分别做一标记,令患者双腿站直弯腰,如上下两标记之间的间距增加少于4cm,即为(+)。

实验室检查　活动期患者血沉增快,血清C反应蛋白增高,RF阴性,HLA-B$_{27}$阳性率大于90%,近半数血清抗肺炎克雷白杆菌抗体水平增高。

【影像学表现】

1. X线表现　骶髂关节炎是AS的特征性表现,通常从下部开始,病程早期即可表现。早期表现为单侧或不对称炎症,后期发展为双侧对称性病变。初期出现髂骨关节面的关节边缘模糊,以后侵蚀破坏、关节面毛糙、凹凸不平,关节面下骨质内见低密度骨质吸收或破坏。周围不规则为骨质增生硬化(图7-9)。早期可能"假性增宽",随后不规则狭窄。晚期骶髂关节之间有粗糙骨小梁通过关节间隙,形成骨性僵直。

骶髂关节炎的纽约标准X线表现:

0级　正常骶髂关节;

Ⅰ级　为可疑骶髂关节炎;

Ⅱ级　为轻度骶髂关节炎,关节面模糊,略有骨质硬化和微小侵蚀病变,关节间隙轻度变窄;

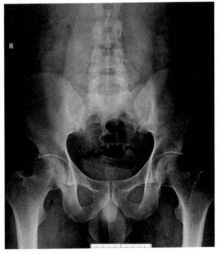

图7-9　骶髂关节炎Ⅲ级

X线片示:骶髂关节面的关节边缘模糊,以左侧骶髂关节为明显,关节面毛糙、凹凸不平,关节面下骨质内见低密度骨质吸收、破坏。周围不规则的骨质增生硬化

Ⅲ级　为中度骶髂关节炎,关节面模糊,凹凸不平,有明显骨质破坏和骨质硬化,关节间隙明显狭窄乃至消失;

Ⅳ级　为骶髂关节融合或完全骨性僵直或不伴硬化。

脊柱 X 线早期有椎体方形变,称为"方椎"征象。上、下关节突关节模糊和轻度椎旁韧带钙化(图 7-10,图 7-11)。晚期椎间盘钙化,纤维环及前后韧带钙化、骨化、并有骨桥形成,形成"竹节样脊柱"。广泛骨化使脊柱完全僵直。

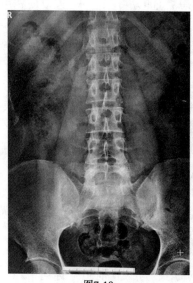

图7-10　　　　　　　　　　图7-11

图 7-10、7-11　强直性脊柱炎早期

X 线片示:椎体呈方形变,上、下关节突关节间隙模糊、消失

周围关节中最常受累的是髋关节。关节面骨质侵蚀破坏,反应性骨质增生硬化,关节面边缘继发骨赘形成,关节间隙狭窄。在髋关节的负重面和非负重面都发生关节面侵蚀。晚期可骨性僵直。

2. CT 表现　能较 X 线平片更早发现病变。充分显示关节面模糊毛糙、关节面骨质侵蚀破坏和增生硬化、关节间隙不规则狭窄,直至骨性僵直和各种形态的关节软骨、韧带钙化。

3. MRI 表现　在评价软骨破坏、炎症、水肿和微小侵蚀等方面有明显优势。

 知识拓展

　　儿童强直性脊柱炎(juvenile ankylosing spondylitis,JAS)临床特点:8 岁至 16 岁间发病,以外周关节(尤其是膝、髋关节炎)以及附着端炎为主要表现,足跟、足弓受累常见。全身症状,如发热,较成年人发病多见。中轴关节表现不明显。X 现骶髂关节炎常在发病数年后才出现,故 X 线检查意义有限。HLA-B$_{27}$阳性对 JAS 诊断价值远大于成人 AS。

　　女性强直性脊柱炎:发病较晚,外周关节,尤其是膝关节受累多于男性,耻骨炎多见,脊柱受累少,疾病预后较好。

　　HLA-B$_{27}$阴性强直性脊柱炎:发病年龄较大,急性虹膜炎不如 HLA-B$_{27}$阳性者多见,但伴发银屑病、溃疡性结肠炎和克隆病者较多。一般病情较轻,少有家族聚集性。

二、赖特综合征

【临床表现】

消化道或泌尿道感染 3~30 天后出现关节炎、非淋球菌性尿道炎及结膜炎为赖特综合征(Reiter syndrom)三联症,亦称完全型赖特综合征;只有初始感染(尿道炎、宫颈炎或痢疾)和随后发生的关节炎,而无菌性尿道炎、结膜炎者为不完全型赖特综合征。在前驱感染后 3~30 天(多数在 2 周内)发病,首发症状以尿道炎居多,其次为结膜炎和关节炎。全身症状有发热、体重骤减、衰弱和大汗。关节症状出现在初发感染 2~4 周后,多为非对称性多关节或少关节炎,轻重不等,主要累及膝、髋、踝等负重关节,也可累及肩、肘、跖、掌、骶髂关节。由于关节炎发作与消退期间隔出现,给人以"游走性"的印象。关节炎一般持续 1~3 月,个别病例长达半年以上,或可迁延不愈,最后演变为慢性关节炎。肌腱附着点病变和腊肠指(趾)是较为特异的表现;还可有背部、足底、足跟、胸壁和下肢软组织刺痛。90%病例可出现非特异性泌尿生殖系炎症的症状和体征,表现为尿频、尿痛、排尿困难、尿道分泌黏液或脓性分泌物,男性常并发前列腺炎、附睾炎、出血性膀胱炎等;女性偶可有阴道炎、宫颈炎或输卵管炎。2/3 病例可出现轻重不等的双侧结膜炎,在 1~4 周内缓解。少数病例可出现角膜炎、巩膜炎、虹膜睫状体炎、视网膜炎。25%病例出现皮损,最常见于足底和手掌。皮疹开始呈棕色斑,迅速转为小丘疹,继而发展为脓疱疹,破溃后渗出液中含角化质,常在其他症状出现几周内发生,持续 3~4 周。其他临床表现尚有无痛性口腔浅表性溃疡、漩涡状龟头炎及心脏、神经系统和肺部受累等。

实验室检查:可见血沉增快,C 反应蛋白及外周血白细胞增高,类风湿因子及抗核抗体阴性。60%~80%患者 HLA-B$_{27}$ 阳性。尿道分泌物检查见大量白细胞、常出现脓尿或血尿,但培养为无菌或非致病菌。

【X 线检查】

早期无异常改变,随着病程进展,常见关节附近骨质疏松,关节腔变窄和骨侵蚀性改变。病程长者可有骶髂关节炎和脊柱韧带骨赘的 X 线表现。骨膜反应、足跟骨刺等附着端病变常被认为是 Reiter 综合征 X 线特征。

三、未分化脊柱关节病

【临床表现】

部分病例虽具有脊柱关节病的某些征象如:外周关节炎,X 线检查有骶髂关节炎的放射学改变,同时伴有 HLA-B$_{27}$ 阳性,但又不符合某一特定脊柱关节病的分类标准,即被称为"未分化脊柱关节病"(undifferentiated spondyloarthropathy,USpA)。其中可能包括 AS 早期患者或 AS"流产型",或尚待分化的混合或重叠类型等,尤以幼年病例中多见。

【诊断要点】

以前采用的脊柱关节病诊断标准较为严格,使较多早期患者排除在外。20 世纪 90 年代以来,重新制订的 ESSG 及 Amor 标准较为宽松,有利于早期或不典型患者的诊断,见表 7-4。强直性脊柱炎诊断标准见表 7-5。

表7-4 ESSG(European Spondylarthropathy Study Group)
脊柱关节病分类标准(1992年)

主要标准		次要标准		
炎性脊柱疼痛	曾经有,或正患有脊柱疼痛,具有下列5项特征之4项。	45岁以前发病	家族史	一级亲属或二级亲属有下列任何一种疾病:强直性脊柱炎、银屑病、反应性关节炎、急性眼葡萄膜炎、炎性肠病
		隐匿起病	银屑病	过去或现在由医生诊断为银屑病
		伴有晨僵	炎性肠病	过去或现在由医生诊断为Crohn病、溃疡性结肠炎,并被X线或内镜检查证实
		活动后好转	交替性臀部疼痛	过去或现在出现左右两侧臀部交替性疼痛
		至少持续3个月	附着点病变	有或曾有跟腱和足底筋膜自发性疼痛或压痛
滑膜炎	曾有或现在有非对称性下肢为主的关节炎		急性腹泻	关节炎发生前一个月内急性腹泻
			尿道炎	关节炎发生前一个月内出现的非淋球菌尿道炎或宫颈炎
			骶髂关节炎	双侧2~4级或单侧3~4级X线改变

X线骶髂关节炎分级:

0级:正常

Ⅰ级:可疑变化

Ⅱ级:轻度异常,可见局限性侵蚀、硬化,但关节间隙无改变

Ⅲ级:明显异常,为中度或进展性骶髂关节炎,伴有以下一项或一项以上改变;侵蚀、硬化、关节间隙增宽或狭窄,或部分强直

Ⅳ级:严重异常,完全性关节强直

(X线分级:0-正常,1-可疑,2-轻度,3-中度,4-强直性改变)(1条主要标准+1条次要标准即可考虑诊断。)

表7-5 诊断强直性脊柱炎的纽约标准

诊断		分级	
腰椎前屈、后伸、侧弯3个方向受限	肯定强直性脊柱炎		双侧3~4级骶髂关节炎加1项以上临床标准
腰背痛史或现在症状			单侧3~4级或双侧2级骶髂关节炎加第1项或第2+3项临床标准
第4肋间测量胸廓活动度<2.5cm	可能强直性脊柱炎		双侧3~4级骶髂关节炎而不伴有临床标准者

HLA-B$_{27}$检测对 SpA 诊断的意义:尽管 SpA 与 HLA-B$_{27}$基因密切相关,但是应该客观地评价 HLA-B$_{27}$基因对 SpA 诊断的价值。研究发现,在 SpA 患者中,HLA-B$_{27}$阳性者发病较早,更容易出现骶髂关节炎、脊柱炎、急性眼葡萄膜炎,临床症状也较为严重。相反,HLA-B$_{27}$阴性者,更多地表现为周围关节炎、指甲、皮肤病变、炎性肠病或未分化脊柱关节病。HLA-B$_{27}$并非 SpA 诊断的必备条件,HLA-B$_{27}$阴性也不能除外 SpA 诊断。但是,在下列情况下,HLA-B$_{27}$检测仍具有较大的临床意义:①临床上高度怀疑 SpA 诊断又缺乏典型 X 线影像学证据时,HLA-B$_{27}$阳性结果可显著增加诊断的正确性;②在患有炎性关节病变的儿童中,HLA-B$_{27}$阳性将提醒医生警惕 SpA 的可能性;③在腰背疼痛及强直的患者中,且不伴有银屑病及炎性肠病时,HLA-B$_{27}$阴性有利于除外强直性脊柱炎诊断。

血沉增快、C 反应蛋白增高、贫血常提示疾病活动,而自身抗体检测多为阴性。

【鉴别诊断】

SpA 系一组疾病,根据前述的各自临床特点可以相互鉴别。但在临床表现不典型时,鉴别仍较困难。此外,SpA 尚需与非 SpA 各种累及脊柱、关节的疾病进行鉴别。

此外尚需与致密性骨炎、机械性损伤或退行性下背部疼痛性疾病鉴别。致密性骨炎几乎均见于生育后女性,骶髂关节一侧受累,关节间隙不消失,临床症状较轻。

四、银屑病关节炎

银屑病关节炎(psoriatic arthritis,PsA)见于 5%皮肤银屑病患者。发病高峰年龄约 40 岁。多数缓慢发病,约 1/3 患者可起病较急,伴发热等全身症状。大部分患者关节症状在银屑病发病 5~10 年后出现,亦有 1/3 患者先于银屑病或与银屑病同时出现。关节症状的轻重与银屑病皮损的活动性相一致。目前将银屑病关节炎分为五型,各类型之间可互相转化。

1. 非对称性关节炎　此型最常见,见于 50%~70%患者中,以手、足的远端或近端指(趾)间关节及跖趾关节多见,膝、髋、踝和腕关节亦可受累。由于伴发腱鞘炎症,受累的指或趾可呈典型的"腊肠指(趾)"。此型皮损可很轻,甚至缺如。

2. 远端指间关节炎　此型为典型的银屑病关节炎,占 5%~10%,常伴有指甲凹陷、指甲松脱、甲下过度角化、白甲症及甲周红肿。

3. 对称性多关节炎　占 15%。有些临床上与类风湿关节炎较难鉴别,但受侵犯的关节不及类风湿关节炎广泛,畸形程度亦较轻。类风湿因子常阴性,类风湿结节罕见。

4. 银屑病脊柱炎　见于 5%银屑病关节炎患者。可出现骶髂关节炎、韧带骨赘。韧带骨赘可发生在无骶髂关节炎者,并可累及脊柱的任何部分。

5. 残毁性关节炎(arthritis mutilans)　见于 5%患者中,出现手、足、脊柱侵蚀性和破坏性多关节炎,可引起关节畸形和致残。

银屑病关节炎大多伴有银屑病皮损和指(趾)甲病变。1/3 患者伴炎症性眼病,如:结膜炎、虹膜炎等。少数患者可与类风湿关节炎及强直性脊柱炎重叠。

实验室检查:类风湿因子阴性,少数患者类风湿因子阳性者须注意是否与类风湿关节炎重叠。病情活动时血沉增快,免疫球蛋白以及血尿酸增高。银屑病脊柱炎患者中 50%HLA-B$_{27}$阳性。

【X 线检查】

与类风湿关节炎相似,但远端指(趾)间关节最易受累,骨质破坏严重者,指(趾)骨末节远端可有骨质溶解,使之变细、变尖,形成"铅笔头"样。末节指(趾)骨近侧端有侵蚀外,骨质增生、膨大,呈帽沿样,伴随着近端指骨变细,形成"铅笔帽"样畸形。脊柱受累时,两邻近椎体中部之间的韧带骨化,形成骨桥,对称分布。骶髂关节炎早期为单侧或非对称性,晚期可发展为双侧骶髂关节融合。

五、炎性肠病关节炎

在溃疡性结肠炎和克隆病(Crohn disease)等炎性肠病中,有 15%~25% 可伴有外周关节炎,以女性居多。关节病变常为单关节或少关节,非对称性、游走性,以下肢多发,2/3 患者有膝关节受累,半数累及踝关节。关节炎活动常与肠病活动一致,一般持续 2 个月,缓解后不遗留关节畸形。5%~10% 的患者呈慢性经过,持续一年以上。腊肠指(趾),跟腱炎和跖底筋膜炎均可见。骶髂关节炎和脊柱炎发病隐袭,可表现为腰背、臀、胸或颈部疼痛。腰和颈部运动受限及扩胸度减少。近四分之一患者可伴有皮肤结节红斑、网状青斑、血栓性静脉炎和小腿溃疡。3%~11% 患者可伴发虹膜睫状体炎。X 线检查受累关节可见明显异常,慢性病例可见关节糜烂及关节间隙狭窄,骶髂关节及脊柱受累者可见与强直性脊柱炎相似的 X 线表现。

Whipple 病为一多系统疾病,其突出表现为脂肪泻、明显消瘦、发热、关节痛,浆膜炎、淋巴结疼痛、贫血、白细胞增多和血小板增多等。多见于中年白人男性。该病患者大多有关节症状,且可比其他症状早出现 10 年以上。最常受累的关节为膝和踝,其他较少受累的关节依次为掌指、髋、肩、肘及跖趾关节。关节炎仅持续 1~3 周,消退后不遗留后遗症。骶髂关节炎和脊柱炎的发生率分别占 20% 和 5%。

 知识拓展

> #### 反应性关节炎(reactive arthritis)
> 有 1%~3% 的肠道或泌尿生殖系感染的患者发生反应性关节炎,一般在前驱感染 1~2 周后发病。典型表现为非对称性少关节炎,以膝、踝和跖趾等下肢关节多见。腊肠指(趾)、跟腱炎、跖底筋膜炎及足跟痛常见。脊柱及骶髂关节受累者可有腰背痛。关节炎呈自限性,一般 3~5 个月消退,个别长达 1 年,转为慢性者少见。实验室检查可见白细胞增高、血沉增快、C 反应蛋白增高、血清类风湿因子阴性,X 线检查 28% 患者可有骶髂关节炎表现。

第三节 骨性关节炎

骨性关节炎(osteoarthritis,OA)又称退行性骨关节病(degenerative osteoarthrosis),由于力学和生物力学因素共同引起正常关节软骨与软骨下骨的退化和增生,造成关节不稳定和功能受限。膝关节、脊柱、手指小关节和髋关节是最常受累的部位。研究表明:骨关节炎在 40 岁人群的患病率为 10%~17%,60 岁以上则达 50%,而在 75 岁以上人群中,80% 患有骨关节炎。该病的最终致残率为 53%。

【病因病理】

骨关节炎的发病无地域及种族差异。与年龄、肥胖、遗传、炎症、创伤及代谢等因素有关。根据发病的原因,通常可分为原发性和继发性两大类。原发性是指与新陈代谢相关的软骨退变所致的关节炎;继发性是指由于外伤、感染、先天性畸形等原因致使关节软骨发生蜕变,合并机械因素刺激所导致的关节炎。

骨关节炎的病理改变主要包括关节软骨软化、纤维变性、关节软骨面破溃或缺损,软骨下骨质增生钙化、囊性变、骨赘形成。病变程度与关节摩擦和承重密切相关。滑膜继发性改变没有特异性,主要表现为关节内渗出积液和轻度滑膜增生。软骨和骨碎片进入关节腔形成游离体,也可刺激滑膜产生炎症和滑膜包裹。

【临床表现】

1. 症状和体征　主要表现为受累关节的疼痛、肿胀、晨僵、关节积液及不同程度的局部炎症和骨性肥大,可伴有活动时的骨摩擦音、功能障碍或畸形。早期仅为轻度的僵硬感,随着病程的进展可出现明显的肿胀、疼痛和活动受限,逐渐由间隙性发展为持续性;晚期关节功能障碍和畸形。

（1）关节疼痛及压痛:本病最常见的表现是关节局部的疼痛和压痛,负重关节及双手最易受累。一般早期为轻度或中度间断性隐痛,休息时好转,活动后加重。随病情进展可出现持续性疼痛,或导致活动受限。关节局部可有压痛,在伴有关节肿胀时尤为明显。

（2）关节肿胀:早期为关节周围的局限性肿胀,随病情进展可有关节弥散性肿胀、滑囊增厚或伴关节积液。后期可在关节周围触及骨赘。

（3）晨僵:患者可出现晨起时关节僵硬及黏着感,活动后可缓解。本病的晨僵时间较短,一般数分钟至十几分钟,很少超过半小时。

（4）关节摩擦音:主要见于膝关节,由于软骨破坏、关节表面粗糙,出现关节活动时骨摩擦音(感)、捻发感、或伴有关节局部疼痛。

2. 不同部位的骨关节炎

（1）手:以远端指间关节受累最为常见,表现为关节背侧面的两侧骨性膨大,称赫伯登(Heberden)结节。而近端指间关节伸侧出现者则称为布夏尔(Bouchard)结节。可伴有结节局部的轻度红肿、疼痛和压痛。第一腕关节受累后,其基底部的骨质增生可出现方形手畸形,而手指关节增生及侧向半脱位可致蛇样畸形。

（2）膝:在临床上最为常见。危险因素有肥胖、膝外伤和半月板切除。主要表现为膝关节疼痛,活动后加重,休息后缓解。严重病例可出现膝内翻或膝外翻畸形。

（3）髋:多表现为局部间断性钝痛,随病情发展可成持续性疼痛。部分患者的疼痛可以放射到腹股沟、大腿内侧及臀部。髋关节运动障碍多在内旋和外展位,随后可出现内收,外旋和伸展受限。

（4）脊柱:颈椎受累比较常见。可有椎体、椎间盘以及后突关节的增生和骨赘,引起局部的疼痛和僵硬感,压迫局部血管和神经时可出现相应的放射痛和神经症状。颈椎受累压迫椎-基底动脉,引起脑供血不足的症状。腰椎骨质增生导致椎管狭窄时可出现间歇性跛行以及马尾综合征。

（5）足:跖趾关节常有受累,除了出现局部的疼痛、压痛和骨性肥大外,还可以出现足外翻等畸形。

实验室检查:血常规、蛋白电泳、免疫复合物及血清补体等指标一般在正常范围。伴有滑膜炎的患者可出现C反应蛋白和血沉轻度升高。类风湿因子及抗核抗体阴性。继发性骨关节炎的患者可出现原发病的实验室检查异常。

出现滑膜炎者可有关节积液。但是,一般关节液透明,淡黄色、黏稠度正常或略降低,但黏蛋白凝固良好。

【影像学表现】

1. X 线表现 早期软骨病变可无明显的异常 X 线表现。受累关节逐渐出现非对称性关节间隙变窄,伴有软骨下骨硬化和囊性变,位于关节囊、纤维环、韧带和肌腱附着部位的骨质增生和骨赘形成。脱落的软骨或骨块形成关节内游离体。晚期关节间隙可以完全消失,关节僵直、畸形和半脱位。

(1)膝关节:早期急性关节炎发作时,由于肿胀,关节间隙增宽。有时可见髌上囊和关节囊的密度增高影。逐渐可见膝关节边缘骨赘形成和胫骨髁间棘变尖。关节面囊性变较少,游离体多见。晚期关节间隙逐渐不均匀狭窄(图 7-12~图 7-15),由于患者为保存轻度屈曲功能让膝关节僵直在轻度屈曲位,胫骨上端内侧的骨质疏松压缩骨折致膝内翻畸形。

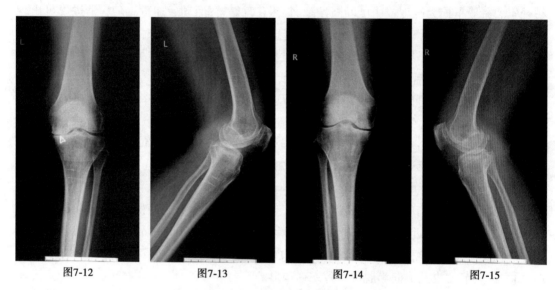

图7-12   图7-13   图7-14   图7-15

图 7-12~图 7-15 双膝关节骨性关节炎晚期

X 线片示:双侧膝关节边缘骨赘形成和胫骨髁间棘变尖,关节面增生硬化。关节间隙不对称性狭窄,尤以左内侧为明显(箭头所指)

(2)脊柱:脊柱生理弧度减小或消失。椎体边缘骨质增生如唇样或鸟嘴样,椎体逐渐变成方形,椎体后缘的骨赘可导致椎管狭窄。椎间盘退变,椎间隙狭窄(图 7-16~图 7-19)。后纵韧带和黄韧带钙化也会导致椎管狭窄,颈椎前纵韧带及项韧带可出现钙化。椎间盘髓核突破软骨终板疝入椎体形成许莫(Schmorl)结节,伴有周围硬化。颈椎的钩椎关节和关节突关节增生会导致椎间孔狭窄。

(3)手关节:主要见于远端指间关节,以食指和中指最多见。远端指间关节骨形态增大,关节面硬化伴关节面下囊状透亮区,关节间隙狭窄。关节边缘骨赘形成,周围软组织梭形肿胀。

(4)髋关节:关节间隙狭窄,髋臼上下缘增生形成骨赘,股骨头形态正常。髋臼上部股骨头非负重部位小囊性变。

2. CT 表现 适于观察椎间盘和椎管内病变。对于椎间盘突出、膨出压迫硬膜囊、脊髓和神经根有显著意义。对于椎管狭窄程度的评估更为准确。

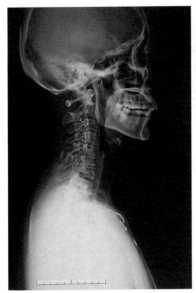
图7-16

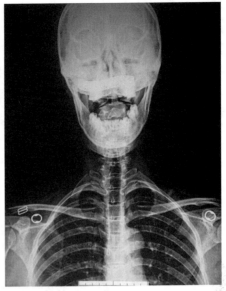
图7-17

图 7-16、图 7-17 X 线片示

颈椎生理曲度变直,椎体后缘可见"双边"征。4~7 颈椎体前或(和)侧缘唇样增生,局部骨质密度增高,4~7 颈椎间隙狭窄,项韧带钙化

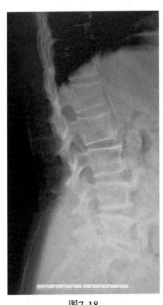
图7-18

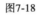

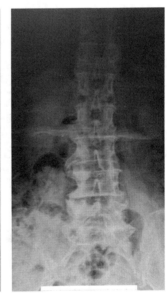
图7-19

图 7-18、图 7-19 X 线片示

腰椎曲度稍变直,腰 2-5 椎体前或(和)侧缘唇样增生,部分形成"骨桥",腰 4、5 及腰 5 骶 1 椎间隙狭窄

3. **MRI 表现** 关节软骨破坏,MRI 表现为软骨层次模糊、表面毛糙、局部变薄或缺失。软骨下骨囊性改变如见骨髓水肿现象则提示病变处于活动期。椎间盘髓核脱水变性,T_2WI 高信号结构消失。可见突出的椎间盘对硬膜囊和神经根的压迫现象。关节囊滑膜增厚呈中

等信号改变。

【诊断要点】

根据患者的临床表现、体征和影像学等辅助检查,骨关节炎的诊断并不困难。目前,国内多采用美国风湿病学学会的诊断标准(表7-6~表7-8)。

表7-6 手骨关节炎的分类标准(临床标准1990)

临床标准
1. 近一个月大多数时间有手关节疼痛,发酸,发僵
2. 10个指间关节中,骨性膨大关节≥2个
3. 掌指关节肿胀≤2个
4. 远端指间关节骨性膨大>2个
5. 10个指间关节中,畸形关节≥1个
满足1+2+3+4条或1+2+3+5条可诊断手骨关节炎。

注:10个指间关节为双侧第二、三远端及近端指间关节,双侧第一腕掌关节

表7-7 膝骨关节炎分类标准(1986)

临床标准	临床+放射学标准
1. 近一个月大多数时间有膝关节疼痛	1. 近一个月大多数时间有膝痛
2. 有骨摩擦音	2. X线片示骨赘形成
3. 晨僵≤30分钟	3. 关节液检查符合骨关节炎
4. 年龄≥38岁	4. 年龄≥40岁
5. 有骨性膨大	5. 晨僵≤30分钟
	6. 有骨摩擦音
满足1+2+3+4条,或1+2+5条或1+4+5条者可诊断膝骨关节炎	满足1+2条或1+3+5+6条,或1+4+5+6条者可诊断膝骨关节炎

表7-8 髋关节炎分类标准(1991)

临床+放射学标准
1. 近一个月大多数时间髋痛
2. 血沉≤20mm/h
3. X线片示骨赘形成
4. X线片髋关节间隙狭窄
满足1+2+3条或1+2+4条或1+3+4条者可诊断髋骨关节炎

【鉴别诊断】

1. 原发性全身性骨关节炎 以远端指间关节、近端指间关节和第一腕掌关节为好发部位。膝、髋、跖趾关节和脊柱也可受累。症状呈发作性,可有受累关节积液、红肿等表现。可根据临床和流行病学特点将其分为两类:①结节型以远端指间关节受累为主,女性多见,有家族聚集现象。②非结节型以近端指间关节受累为主,性别和家族聚集特点不明显,但常反复出现外周关节炎。重症患者可有血沉增快及C反应蛋白增高等。

2. 侵蚀性炎症性骨关节炎 常见于绝经后的女性,主要累及远端和近端指间关节和腕掌关节。有家族倾向性及反复急性发作的特点。受累的关节出现疼痛和触痛,可最终导致关节的畸形和强直。患者的滑膜检查可见明显的增生性滑膜炎,并可见免疫复合物的沉积

和血管翳的生成。X线可见明显的骨赘生成和软骨下骨硬化,晚期可见明显的骨侵蚀和关节骨性强直。

3. 弥漫性特发性骨质增生症(diffuse idiopathic skeletal hyperostosis,DISH) 好发于中老年男性。病变累及整个脊柱,呈弥漫性骨质增生,脊柱韧带广泛增生骨化伴邻近骨皮质增生。但是,椎小关节和椎间盘保持完整。一般无明显症状,少数患者可有肩背痛、发僵、手指麻木或腰痛等症状,病变严重时会出现椎管狭窄的相应表象。X线片可见特征性椎体前纵及后纵韧带的钙化,以下胸段为主,一般连续4个或4个椎体以上,可伴广泛骨质增生。

复习思考题

1. 类风湿关节炎的X线表现?
2. 1987年美国风湿病学学会(ARA)类风湿关节炎分类(诊断)标准?
3. 强直性脊柱炎的骶髂关节及脊柱X线表现?
4. 脊柱骨性关节炎的X线表现?

(肖成明)

第八章 代谢性骨疾病

 学习要点

1. 骨质疏松症的定义、影像学表现。
2. 佝偻病的病因病理和 X 线表现。
3. 痛风影像学表现。

代谢性骨疾病是指机体因先天或后天性因素破坏或干扰了正常骨代谢和生化状态,导致骨生化代谢障碍而发生的骨疾患。发病机制包括骨吸收、骨生长和骨矿物质沉积三个方面的异常。

第一节 骨质疏松症

骨质疏松症(osteoporosis,OP)是一种系统性骨病,其特征是骨量下降和骨的微细结构破坏,表现为骨的脆性增加,因而骨折的危险性加大,即使是轻微的创伤或无外伤的情况下也容易发生骨折。

本病常见于老年人,尤其是绝经后妇女,但各年龄时期均可发病。骨质疏松可分为原发性和继发性两类。原发性骨质疏松又分为绝经后骨质疏松(Ⅰ型)和老年性骨质疏松(Ⅱ型)。继发性骨质疏松症的原发病因明确,常由内分泌代谢疾病(如性腺功能减退症、甲亢、甲旁亢、库欣综合征、Ⅰ型糖尿病等)或全身性疾病引起。此外,按发生部位亦可分为局限性或弥散性骨质疏松。局限性骨质疏松均为继发性,多见于局部肢体废用萎缩、炎症或肿瘤等疾病。

【病因】

目前一致认为雌激素水平低落是引起绝经后骨质疏松症的主要原因,除此之外,尚有衰老、营养不良、光照少等引起的钙缺乏;体力活动减少、长期饮酒、吸烟等亦能导致此病的发生。

1. 雌激素缺乏引起绝经后骨质疏松 人体内的甲状旁腺激素(PTH)可直接影响骨代谢,甲状旁腺激素直接作用于破骨细胞和骨细胞使骨吸收增强。而雌激素与甲状旁腺激素有拮抗作用,而且能降低骨组织对甲状旁腺激素的敏感性从而保护骨组织免于被过度吸收。绝经后妇女雌激素水平下降则甲状旁腺激素对骨的吸收作用势必增强,从而加速了骨质丢失。另外人体内甲状旁腺细胞分泌的降钙素(CT)可使破骨细胞转变为骨细胞;降钙素还可直接抑制骨吸收。雌激素调节降钙素的分泌,绝经后妇女雌激素低落,降钙素分泌减少从而降低体内骨的生成和促进了骨的吸收。雌激素还可以刺激肾小管细胞使体内的Ⅰa羟化酶合成从而使活性很强的 $1,25\text{-}(OH)_2D_3$ 合成增加,后者可促进肠钙的吸收,当人体内雌激素低落时 $1,25\text{-}(OH)_2D_3$ 合成减少,肠钙吸收就相对减少。

2. 缺钙加速了绝经后骨质疏松症的发生　绝经后妇女除雌激素水平低落引起肠钙吸收不良外,还有下述几方面原因可导致缺钙:膳食不合理致钙摄入不足;绝经后妇女活动量及进食减少、代谢紊乱也加重了钙摄入不足;随年龄增长肠消化功能减弱,肠钙吸收能力下降,再加上老年人户外活动少,光照减少,皮肤维生素 D 减少加重肠吸收不良。

3. 运动与骨质疏松　骨量的大小与运动有密切的关系。体力活动、重力牵拉肌肉成骨细胞受机械激活性增加,对维持骨量起重要作用。绝经后妇女活动量减少,故此作用相应减弱。

【病理】

单位体积的骨质中,骨有机质和无机钙盐的含量同时减少。骨皮质变薄疏松,皮质内哈弗管和福尔克曼管都扩大。松质骨内骨小梁减少、变细变形,骨小梁间隙扩大。Ⅰ型原发性骨质疏松症即绝经后骨质疏松症(PMOP),一般发生于女性绝经后 5~10 年内,发病高峰年龄为 50~70 岁;Ⅱ型原发性骨质疏松症即老年性骨质疏松症,见于老年人,高发年龄为 70 岁以后。两者的鉴别见表 8-1。

表 8-1　Ⅰ 型和 Ⅱ 型原发性骨质疏松症的鉴别

项目	Ⅰ 型	Ⅱ 型
年龄(岁)	50~70	>70
性别比(女∶男)	6∶1	2∶1
骨丢失的类型	主要丢失小梁骨	小梁骨和皮质骨
骨丢失率	加速	不加速
骨折部位	脊椎(压缩性)	脊椎(多发型)、桡骨远端和髋部
甲状旁腺	降低	增加
钙吸收	减少	减少
$25(OH)D_3$ 转变为 $1,25(OH)_2D_3$	继发性降低	原发性降低
主要原因	雌激素缺乏	钙三醇合成减少

【临床表现】

1. 骨痛和肌无力　骨质疏松多为逐渐发生,早期临床表现轻微或无症状,仅在 X 线摄片或 BMD 测量时被发现。较重患者常诉腰背疼痛、乏力或全身骨痛。骨痛通常为弥散性,无固定部位,检查不能发现压痛区(点)。乏力常于劳累或活动后加重,负重能力下降或不能负重。四肢骨折或髋部骨折时肢体活动明显受限,局部疼痛加重,有畸形或骨折阳性体征。

2. 骨折　常因轻微活动、创伤、弯腰、负重、挤压或摔倒后发生骨折。好发部位为脊柱、髋部和前臂,其他部位亦可发生,如肋骨、骨盆、肱骨甚至锁骨和胸骨等。脊柱压缩性骨折多见于绝经后骨质疏松症(PMOP)患者,可单发或多发,有或无诱因,其突出表现为身材缩短;有时出现突发性腰痛,卧床处于被动体位。髋部骨折多在股骨颈部(股骨颈骨折),以老年性骨质疏松症患者多见,通常于摔倒或挤压后发生。第一次骨折后,患者发生再次骨折和反复骨折的概率明显增加。

3. 并发症　驼背和胸廓畸形者常伴胸闷、气短、呼吸困难,甚至发绀等表现。肺活量、肺最大换气量和心排血量下降,极易并发上呼吸道和肺部感染。髋部骨折者常因感染、心血管病或慢性衰竭而死亡;幸存者生活自理能力下降或丧失,长期卧床加重骨丢失,使骨折极难愈合。

【影像学表现】

1. X线表现 通常需在骨量下降30%以上才能观察到。骨质疏松在X线片上,其基本改变是骨密度减低,骨小梁数目减少、变细,骨小梁间隙增宽,骨皮质变薄、出现分层现象,骨髓腔增宽。严重者骨密度与周围软组织密度相仿(图8-1),骨小梁几乎完全消失,骨皮质薄如细线样,骨内出现多发性斑点状透亮区,勿认为骨质破坏。颅骨变薄,鞍背和鞍底变薄,颌骨牙硬板致密线的密度下降或消失。脊柱的椎体骨密度降低,皮质变薄,横行骨小梁减少或消失,纵行骨小梁相对明显,多呈不规则纵行排列呈栅栏状;严重时,椎体内结构消失,椎体变扁,其上下缘内凹,出现双凹变形呈鱼椎样,椎间隙增宽,呈双凸状,椎体压缩性骨折时椎体前缘扁平呈楔形(图8-2)。骨质疏松易伴发骨折和骨畸形,如股骨颈骨折、肋骨、骨盆骨折与畸形等。管状骨皮质指数法,常用在四肢长骨、第二掌骨及锁骨等部位,皮质指数=中点皮质厚度/该点骨横径,如手部平片测量第二掌骨干中段骨皮质的厚度,正常情况下皮质骨厚度至少应占该处直径的一半;指数<0.4为可疑,<0.35诊断为骨质疏松。

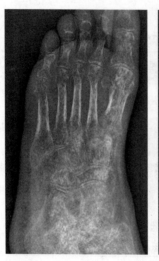
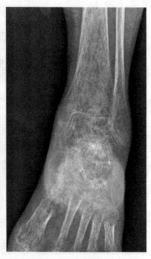

图8-1 骨质疏松

组成足、踝诸骨骨密度减低,皮质变薄,骨小梁稀少

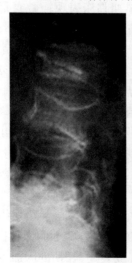
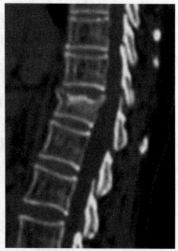

图8-2 骨质疏松并椎体压缩性骨折

2. CT 表现 骨质疏松的 CT 表现和征象评价与 X 线平片基本相同。

3. MRI 表现 老年性骨质疏松由于松质骨内小梁变细和数量减少以及黄髓增多,导致骨髓在 MRI T_1WI 和 T_2WI 上信号增高;骨皮质的疏松表现为皮质变薄及皮质内出现较高信号区,代表哈氏管扩张和黄髓侵入。炎症、肿瘤和骨折等周围的骨质疏松区因局部充血、水肿而表现为边界清楚或模糊的长 T_1、长 T_2 信号影。

4. 骨密度(BMD)测量

(1) 定量计算机体层扫描(QCT)测量:骨密度测量目前最为准确,单位为 g/cm^3,该方法不受骨大小的影响,可用于成人和儿童。但定量计算机体层扫描只能测定脊柱的骨密度,骨赘会干扰测定值,而且费用较高,同时所受射线亦不可低估。

(2) 双能 X-线吸收法(DEXA):接受射线较少、相对便宜,而且可重复性较 QCT 高,可用于成人及儿童。双能 X-线吸收法可以测定脊柱以及髋骨的骨密度,可视为测定骨密度的标准方法,然而双能 X-线吸收法存在校正值的差别,建议使用同一台机器对患者进行随访连续测定骨密度。影响双能 X-线吸收法测定的因素有脊柱骨折、骨赘以及主动脉等脊柱外的钙化。外周双能 X-线吸收法可以测定腕关节的骨密度。

(3) 骨密度测量值的意义:1994 年 WHO 建议根据骨密度或骨矿含量(BMC)值对骨质疏松症进行分级诊断:正常为骨密度或骨矿含量在正常成人骨密度平均值的 1 个标准差(SD)之内;骨质减少为骨密度或骨矿含量较正常成人骨密度平均值降低 1~2.5 个标准差;骨质疏松症为骨密度或骨矿含量较正常成人骨密度平均值降低 2.5 个标准差以上;严重骨质疏松症为骨密度或骨矿含量较正常成人骨密度平均值降低 2.5 个标准差以上并伴有 1 个或 1 个以上的脆性骨折。该诊断标准中骨密度或骨矿含量可在中轴骨或外周骨骼测定。

中国老年学学会骨质疏松委员会建议诊断标准:正常为骨密度或骨矿含量在正常成人骨密度平均值的 1 个标准差(SD)之内;骨质减少为骨密度或骨矿含量较正常成人骨密度平均值降低 1~2 个标准差;骨质疏松症为骨密度或骨矿含量较正常成人骨密度平均值降低 2 个标准差以上;严重骨质疏松症为骨密度或骨矿含量较正常成人骨密度平均值降低 2 个标准差以上并伴有 1 个或 1 个以上的脆性骨折;骨密度或骨矿含量较正常成人骨密度平均值降低 3 个标准差以上无骨折也可诊断为严重骨质疏松症。

腰椎骨量丢失百分率诊断标准:正常为骨密度或骨矿含量正常成人骨密度降低 12% 以内;骨量减少为骨密度或骨矿含量正常成人骨密度降低 13%~24%;骨质疏松症为骨密度或骨矿含量正常成人骨密度降低 25% 以上;严重骨质疏松症为骨密度或骨矿含量正常成人骨密度降低 25% 以上伴有一处或多处骨折;骨密度或骨矿含量正常成人骨密度降低 37% 以上无骨折也可诊断为严重骨质疏松症。

【鉴别诊断】

1. 骨质软化 单位体积骨内钙盐减少,而有机成分不减,使骨硬度减低。骨质软化和骨质疏松影像上都为骨密度减低,但骨质软化 X 线显示骨小梁及骨皮质边缘模糊,骨骼更易弯曲变形,出现假骨折线,生长发育期干骺端增宽呈杯口状凹陷、临时钙化带模糊消失等,与骨质疏松不同。

2. 多发性骨髓瘤 X 线表现可以是周边清晰的局限性脱钙灶,部分患者为弥散性脱钙,需和骨质疏松鉴别。多发性骨髓瘤的生化改变为血钙升高或正常,血磷变化不定,ALP 正常,尿本周蛋白阳性,血浆出现 M 球蛋白等。骨髓瘤多位于中轴骨和四肢骨近端等红骨髓集中的部位,骨髓涂片可找到骨髓瘤细胞。

3. **转移性骨肿瘤(如肺癌、前列腺癌、胃肠癌等)** 早期表现可酷似骨质疏松症。老年人骨质疏松应警惕骨转移性肿瘤之可能,临床上有原发肿瘤表现,患者血钙和尿钙升高,常伴尿路结石,X线上骨皮质多有侵蚀,甚至可发现转移性缺损灶,局部有软组织肿块。当临床高度怀疑为骨肿瘤时,可借助骨扫描或MRI明确诊断。

第二节 佝 偻 病

佝偻病即维生素D缺乏性佝偻病(rickets of vitamin D deficiency)是由于维生素D缺乏或代谢障碍,钙、磷摄入不足或不能在身体内被充分吸收利用,使新形成的骨基质不能及时钙化,以致影响骨骼发育,骨质变软,引起骨骼变形的一种代谢性骨病。

佝偻病是一个古老的疾病,过去由于生产力极端落后,人们生活水平不高,缺乏一定的营养物质,造成维生素D缺乏,进而导致钙磷吸收不良,引起佝偻病。自从工业化和人们生活城市化之后,虽然人们的营养状况大有改观,但由于生活方式的转变,室外活动及日照减少以及城市空气污染等原因,佝偻病依旧存在。近年来由于生活水平的不断提高,食物中维生素D含量的增加,单纯维生素D缺乏引起的佝偻病越来越少,而由于先天或后天因素导致的维生素D代谢异常引起的佝偻病越来越多。这种疾病谱的改变,应予以足够重视。

【病因】

1. **围生期维生素D不足** 研究指出虽然母亲孕后期每日补充400IU的维生素D,对于足月儿血循环中25-OH-D$_3$的影响很小,但是与孕期规律补充的母亲相比,孕期未补充的母亲的新生儿很快就降至缺乏的水平,因此早产,双胎更易于贮存不足。

2. **日光照射不足** 维生素D由皮肤经日照产生,如日照不足,尤其在冬季,需定期通过膳食补充。此外空气污染也可阻碍日光中的紫外线。人们日常所穿的衣服、住在高楼林立的地区、生活在室内、使用人工合成的太阳屏阻碍紫外线、居住在日光不足的地区等都影响皮肤生物合成足够量的维生素D。对于婴儿及儿童来说,日光浴是使机体合成维生素D$_3$的重要途径。

3. **生长速度快、需要量增多** 早产儿因生长速度快和体内储钙不足而易患佝偻病;婴儿生长发育快对维生素D和钙的需要量增多,故易引起佝偻病;2岁后因生长速度减慢且户外活动增多,佝偻病的发病率逐渐减少。

4. **食物中补充维生素D不足** 天然食物中含维生素D少,纯母乳喂养,没有充足的户外活动,不补充维生素D的话,维生素D缺乏性佝偻病的罹患危险增加。

5. **疾病和药物影响** 胃肠道或肝胆疾病影响维生素D吸收,如婴儿肝炎综合征、慢性腹泻等,肝、肾严重损害可致维生素D羟化障碍,1,25-OH$_2$-D$_3$生成不足而引起佝偻病。长期服用抗惊厥药物可使体内维生素D不足,如苯妥英钠,苯巴比妥,可刺激肝细胞微粒体的氧化酶系统活性增加,使维生素D和25-OH-D$_3$加速分解为无活性的代谢产物。糖皮质激素有对抗维生素D对钙的转运作用。

【病理】

佝偻病发生于正在生长的儿童的骨骼,发生在骨骺闭合之前,出现骨骺矿化不良,骺板软骨不能矿化,骺板增宽,软骨细胞柱状排列紊乱,正常结构消失。正常情况下,生长板软骨细胞从骨骺至干骺端,细胞数量和大小逐增加,柱状排列,分为静止区、增殖区、肥大区和成骨区。佝偻病的特征性变化主要发生在肥大区,静止区和增殖区正常。肥大区软骨细胞肥大,排列紧密而不规则。骨骼及软骨基质的生长板均钙化欠佳。骨骼钙化不足、硬度不足、不能正常地承担体重而变弯。软骨因不能及时钙化而生长过度,骨前质体积增大。病理切片见类骨质钙化不全而且增厚。

【临床表现】

多见于婴幼儿,特别是 3~18 月龄。主要表现为生长最快部位的骨骼改变,并可影响肌肉发育及神经兴奋性的改变,年龄不同,临床表现不同。本病在临床上可分期如下。

初期(早期),见于 6 个月以内,特别是 3 个月以内小婴儿。多为神经兴奋性增高的表现,如易激惹、烦闹、多汗刺激头皮而摇头等。血清 25-OH-D$_3$ 下降,PTH 升高,血钙下降,血磷降低,碱性磷酸酶正常或稍高。

活动期(进展期),当病情继续加重,出现 PTH 功能亢进和钙、磷代谢失常的典型骨骼改变。6 月龄以内婴儿佝偻病以颅骨改变为主,前囟边缘软,颅骨薄,轻按有"乒乓球"样感觉。6 月龄以后,骨缝周围亦可有乒乓球样感觉,但额骨和顶骨中心部分常常逐渐增厚,至 7~8 个月时,头型变成"方颅",头围也较正常增大。骨骺端因骨样组织堆积而膨大,沿肋骨方向在肋骨与肋软骨交界处可触及圆形隆起,从上至下如串珠样突起,以第 7~10 肋骨最明显,称佝偻病串珠;严重者,在手腕、足踝部亦可形成钝圆形环状隆起,称手、足镯。1 岁左右的小儿可见到胸骨和邻近的软骨向前突起,形成"鸡胸样"畸形;严重佝偻病小儿胸廓的下缘形成一水平凹陷,即肋膈沟或郝氏沟。患儿会坐与站立后,因韧带松弛可致脊柱畸形。由于骨质软化与肌肉关节松弛,1 岁后,开始站立与行走后双下肢负重,可出现股骨、胫骨、腓骨弯曲,形成严重膝内翻("O"形)或膝外翻("X"形)样下肢畸形。可能因为严重低血磷,使肌肉糖代谢障碍,使全身肌肉松弛,肌张力降低和肌力减弱。

恢复期,以上任何期经治疗或日光照射后,临床症状和体征逐渐减轻或消失。血钙、磷逐渐恢复正常,碱性磷酸酶约需 1~2 月降至正常水平。

后遗症期,多见于 2 岁以后的儿童。因婴幼儿期严重佝偻病,残留不同程度的骨骼畸形。无任何临床症状,血生化正常。

【X 线表现】

1. 早期 临时钙化带不规则变薄、模糊。骺板增厚膨出,致干骺端宽大、展开,骨骺骨

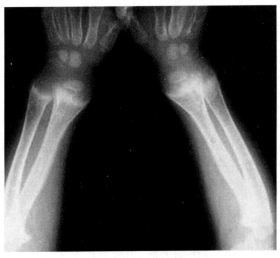
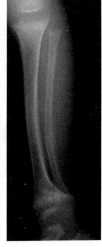

图 8-3 佝偻病进展期 X 线表现

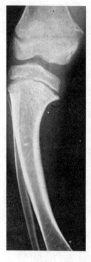
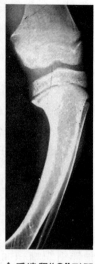

图 8-4 佝偻病愈合后遗留"O"形腿

化中心出现延迟,边缘模糊,密度低且不规则。骨化中心与干骺端距离加大。骨干骨质软化,密度减低,皮质变薄,骨小梁及皮质边缘模糊。

2. 进展期 临时钙化带消失,干骺端中央部凹陷呈杯口状。骨小梁粗疏、紊乱,呈毛刷状,自干骺端向骨骺方向延伸(图 8-3)。由于骨质变软,承重长骨可弯曲变形,形成膝内翻或膝外翻,下肢长骨因负重弯曲呈"O"形或"X"形腿等,骨干可出现青枝骨折或假性骨折。胸部异常包括鸡胸,肋骨前端与肋软骨交界处膨大如串珠状,称为串珠肋。骨膜下骨样组织增生,额骨、顶骨隆起成方颅,前囟闭合延迟。

3. 恢复期 临时钙化带重新出现,干骺端杯口状凹陷和毛刷样改变逐渐消失,骺板宽度渐恢复正常,骨质密度增高、边缘清楚,骨骺骨化中心相继出现。佝偻病愈合后可遗留骨骼畸形改变(图 8-4)。

【鉴别诊断】

1. 骨质疏松症 多发于中老年人,有腰背痛,易发生骨折,骨密度降低等症状,易与本病混淆。但血钙、磷、碱性磷酸酶多正常,尿钙不低,骨骼 X 线主要表现为骨密度减低,骨小梁稀少、变细,骨皮质变薄,但边缘清晰。病理骨折多见,骨盆常无三叶状或心形等骨骼畸形,无假骨折线。

2. 原发性甲状旁腺功能亢进症 可有骨痛、骨折、骨畸形等表现,但患者常无手足搐搦,高血钙、低血磷、高尿钙、高尿磷、高碱性磷酸酶和甲状旁腺激素,常伴有高氯血症和肾结石。骨骼 X 线片显示骨膜下骨吸收和典型的纤维囊性骨炎(棕色瘤)改变以及放射性核素扫描可见高功能占位性病变可资鉴别。

第三节 痛 风

痛风(gout)是嘌呤代谢紊乱和(或)尿酸排泄障碍引起的一种晶体性关节炎。临床表现为高尿酸血症和尿酸盐结晶沉积所致的特征性急性关节炎、痛风石形成、痛风石性慢性关节炎,并可发生尿酸盐肾病、尿酸性尿路结石等,严重者可出现关节致残、肾功能不全。

【病因】

痛风分为原发性和继发性两大类。原发性痛风有一定的家族遗传性,约 10%~20% 的患者有阳性家族史。除 1% 左右的原发性痛风由先天性酶缺陷引起外,绝大多数发病原因不明。继发性痛风由其他疾病所致,如肾脏病、血液病,或由于服用某些药物、肿瘤放化疗等多种原因引起。继发性痛风多于原发性痛风。

【病理】

尿酸盐结晶沉积在滑膜内或软骨表面,引起反应性炎症和肉芽组织增生。滑膜因尿酸盐刺激反应性增生并形成血管翳覆盖在肉芽组织表面,血管翳侵蚀关节边缘软骨和软骨下骨。尿酸盐对邻近皮下组织、滑膜、肌腱韧带、软骨和骨均有毁损作用,甚至在尿酸盐集中的地方有组织坏死。周围炎症组织、坏死组织和尿酸盐一起形成核心,构成痛风石,是痛风的特征性改变。其内可有钙盐沉积。

【临床表现】

95%为男性,初次发作年龄一般为40岁以后,但近年来有年轻化趋势;女性患者大多数出现在绝经后期。目前随着经济发展和生活方式改变,痛风患病率呈逐渐上升趋势。按照痛风的自然病程可分为急性期、间歇期、慢性期。

1. 急性期　发病前可无任何先兆。诱发因素有饱餐饮酒、过度疲劳、紧张、关节局部损伤、手术、受冷受潮等。常在夜间发作的急性单关节炎通常是痛风的首发症状,表现为凌晨关节痛而惊醒、进行性加重、剧痛如刀割样或咬噬样,疼痛于24~48小时达到高峰。关节局部发热、红肿及明显触痛,酷似急性感染,首次发作的关节炎多于数天或数周内自行缓解。首次发作多为单关节炎,60%~70%首发于第一跖趾关节,在以后病程中,90%患者反复该部受累。足弓、踝、膝关节、腕和肘关节也是常见发病部位。可伴有全身表现,如发热、头痛、恶心、心悸、寒战、不适并伴白细胞升高,血沉增快。

2. 间歇期　急性关节炎发作缓解后,一般无明显后遗症状,有时仅有发作部位皮肤加深,呈暗红色或紫红色、脱屑、发痒,称为无症状间歇期。多数患者在初次发作后出现1~2年的间歇期,但间歇期长短差异很大,随着病情的进展间歇期逐渐缩短。如果不进行防治,每年发作次数增多,症状持续时间延长,以致不能完全缓解,且受累关节增多,少数患者可有骶髂、胸锁或颈椎等部位受累,甚至累及关节周围滑囊、肌腱、腱鞘等,症状渐趋不典型。

3. 慢性期　尿酸盐反复沉积使局部组织发生慢性异物样反应,沉积物周围被单核细胞、上皮细胞、巨噬细胞包绕,纤维组织增生形成结节,称为痛风石。痛风石多在起病10年后出现,是病程进入慢性的标志,可见于关节内、关节周围、皮下组织及内脏器官等。典型部位在耳廓,也常见于足趾、手指、腕、踝、肘等关节周围,隆起于皮肤下,外观为芝麻大到鸡蛋大的黄白色赘生物,表面菲薄,破溃后排出白色粉末状或糊状物,经久不愈,但较少继发感染。当痛风石发生于关节内,可造成关节软骨及骨质侵蚀破坏、增生、关节周围组织纤维化,出现持续关节肿痛、强直、畸形、甚至骨折,称为痛风石性慢性关节炎。

【影像学表现】

（一）X线表现

X线平片是痛风最常用、首选的影像检查方法。主要用于评价痛风性关节炎的程度、范围和有无痛风石形成。X线表现晚于临床症状,在起病5~10年内X线可无异常改变,特别是骨质破坏多在起病10年后才出现。

1. 早期表现　好发于手足小关节,尤其是第一跖趾关节。关节间隙正常。关节周围软组织偏心性肿胀(肿块),呈圆形或梭形均匀性的密度增高影,为关节软组织对尿酸盐沉积的炎性反应。软组织肿胀可能是早期唯一的X线改变,为可逆性。当沉积的尿酸盐对邻近骨质产生压迫侵蚀时,骨皮质可出现浅弧形压迹和小圆形骨质缺损,也可出现轻度骨膜反应。

2. 中期(进展期)X线表现　关节炎反复发作后,关节偏侧性软组织肿块进一步增大,密度增高,其内可出现轻微钙化。邻近骨质出现不规则分叶状缺损,损坏边缘清楚或呈线样硬化,其边缘像骨刺样翘起,即所谓"悬挂边缘"征,为本病具有特征性意义的X线表现。关节软骨破坏,关节面趋向不规则,继而关节间隙变窄,软骨下骨及骨髓内均可看到痛风石沉积。

3. 晚期表现 软组织肿块更加增大,多个肿块相连,呈哑铃状或分叶状,密度较高,其内可见成堆的条片状钙化。大量痛风石沉着可使骨端关节广泛破坏,呈圆形、半圆形或波浪状大块穿凿样骨质缺损(图8-5),且互相融合成蜂窝状,内可见斑点状钙化。关节骨端因压迫而出现广泛的向心性骨质吸收,呈铅笔尖状畸形。并发创伤性关节炎时,关节骨端骨质增生膨大,关节面小骨赘形成。严重者可出现关节脱位和畸形。

(二) CT 表现

沉积在关节内的痛风石,根据其灰化程度的不同在CT扫描中表现为灰度不等的斑点状影像。痛风石的CT值约为 $160 \sim 180Hu$。

(三) MRI 表现

典型的痛风结节在MRI的 T_1WI 像与肌肉信号相近,在 T_2WI 像上可呈均匀的高信号或均匀的低信号,此特异性征象较少见。常见的痛风石在 T_1WI 呈不均匀的低信号, T_2WI 呈高低混杂信号,单纯尿酸盐结晶在 T_1WI 和 T_2WI 呈不均匀低信号。

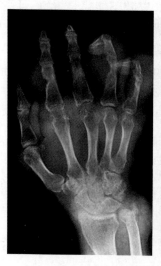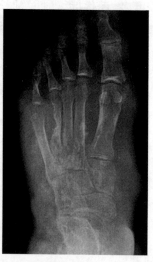

图 8-5 痛风性关节炎 X 线表现

【鉴别诊断】

1. 类风湿关节炎 多见于青、中年女性,好发于双手近侧指间关节及腕关节,表现为游走性、对称性多关节炎。晚期可引起关节僵硬畸形,在慢性病变基础上反复急性发作易与痛风混淆。但其类风湿因子多阳性,IgG增高,血尿酸正常,无痛风结节。X线表现以受累关节为中心,软组织呈梭形肿胀,有明显的普遍性骨质疏松,关节间隙狭窄,骨性关节面糜烂和软骨下小囊状的骨质缺损,晚期双手萎缩并向尺侧偏斜。

2. 假性痛风 老年人多见,多累及大关节,如膝、髋、肩关节等,症状与痛风性关节炎类似,但血尿酸不高,无痛风石,关节液含有焦磷酸钙,而非尿酸结晶。X线表现为对称性关节软骨线状钙化或关节周围钙质沉积,常合并关节退行性改变。

3. 牛皮癣性关节炎 好发于手足远侧指(趾)间关节,大多为严重的周身皮疹性牛皮癣性患者,关节症状随皮肤病损的起伏而加重或缓解,无痛风结节,血清中尿酸含量不高。X 线片表现为关节面模糊或消失,间隙变窄、关节面边缘小囊状骨质缺损,甲粗隆吸收变尖。

复习思考题

1. 骨质疏松症 X 线表现有哪些?
2. 佝偻病进展期 X 线表现有哪些?
3. 痛风的病因和主要病理改变是什么,X 线表现有哪些? 与类风湿关节炎如何鉴别?

(王志刚)

《骨伤科影像诊断技术》教学大纲
（供中医骨伤专业用）

一、课程性质和任务

课程性质:《骨伤科影像诊断技术》是中医骨伤专业的基础学科,主要介绍了影像检查对骨与关节各系统疾病的诊断与鉴别诊断和现代影像检查技术在骨科的应用。掌握骨与关节各系统常见疾病的影像特征,进行诊断与鉴别诊断。通过本学科的学习,使学生扎实地掌握骨科影像学的基础知识,为今后从事骨科临床、辅助科研和教学打下基础。

课程任务:通过骨伤科影像诊断技术的教学,使学生比较系统地了解X线和现代影像检查对骨与关节各系统疾病的检查方法、诊断与鉴别诊断。《骨伤科影像诊断技术》是中医骨伤专业的基础学科,通过本课程学习,要求学生掌握骨与关节影像学的常见检查方法,掌握骨与关节正常和基本病变的影像表现,熟悉骨与关节常见疾病的影像学检查方法、诊断与鉴别诊断,了解骨与关节各系统新的影像技术的运用和特点。

本门教材主要供3年制中医骨伤专业专科教学使用,也可供针灸推拿、中医学等专业专科教学使用。各专业的教学目标和要求将在制订"教学大纲"时予以区分,以实施"一书多纲"。

二、课程教学目标

【知识教学目标】

1. 掌握骨与关节影像学的常见检查方法,掌握骨与关节正常和基本病变的影像表现。

2. 熟悉骨与关节复杂疾病的影像学检查方法、诊断与鉴别诊断。

3. 了解骨与关节各系统CT和MRI技术的运用和特点。

【能力培养目标】

通过骨伤科X线诊断学教学,使学生能够系统地掌握骨与关节疾病的X线表现、诊断与鉴别诊断;需要了解CT与MRI等新的影像检查技术的目的和意义。通过本学科的学习,使学生扎实地掌握骨伤X线影像学的基础知识,为今后从事骨科临床、科研和教学打下基础。

【素质教育目标】

培养学生的独立诊断和鉴别诊断能力。

三、教学内容和要求

第一章　总　论

【知识教学目标】

1. 掌握骨与关节正常X线解剖。掌握骨与关节基本病变的X线表现。

2. 熟悉骨龄、骨关节的测量。

3. 了解骨关节的正常变异。了解骨的基本结构、骨化中心出现和愈合。

【能力培养目标】

能够阅读正常X线片。

【教学内容】

第一节　影像检查在骨科的应用

介绍不同影像检查法在骨科的应用。

一、X线,重点介绍X线在骨伤科的应用。

二、CT,详细介绍CT对于复杂骨科疾病的诊断价值。

三、MRI,介绍 MRI 在软组织检查中的重要意义。

四、了解放射性核素对于隐匿性骨疾病的诊断有积极意义。

第二节　骨与关节的正常影像解剖和正常解剖变异

一、四肢,从骨骺的出现年龄、骨骼形态、平片的影像表现方面加以阐述。

二、躯干,重点介绍脊柱的影像解剖和正常解剖变异。

第三节　骨骼基本病变的 X 线表现

一、骨骼基本病变的影像表现,包括密度、大小、结构等方面。重点介绍密度变化的临床意义。

二、关节基本病变的影像表现。

三、软组织基本病变的影像表现。

第二章　先天性和遗传性骨疾病

【知识教学目标】

1. 掌握骨关节先天性畸形的基本定义。

2. 熟悉躯干畸形、熟悉上肢畸形。熟悉成骨不全、软骨发育不全和石骨症的临床表现和 X 线表现。

3. 了解髋部、膝部和足部畸形。

【能力培养目标】

能够诊断简单的先天性畸形疾病。

【教学内容】

第一节　先天性畸形

一、四肢畸形　重点介绍先天性髋关节脱位的病因病理、临床表现和 X 线表现。介绍膝内外翻的临床表现和 X 线表现。重点介绍马蹄内翻足、多指畸形、并指畸形的 X 线表现。介绍先天性肩关节脱位、髋内翻。

二、躯干畸形　重点介绍脊柱裂、脊柱侧弯畸形的临床表现、分型和 X 线表现。

第二节　遗传性骨疾病

一、成骨不全综合征重点介绍病因病理、临床表现和 X 线表现。

二、软骨发育不全综合征重点介绍病因病理、临床表现和 X 线表现。

三、黏多糖病介绍病因病理、临床表现和 X 线表现。

四、石骨症介绍病因病理、临床表现和 X 线表现。

第三章　骨与关节创伤

【知识教学目标】

1. 掌握骨折的定义,X 线检查及诊断中的注意事项。掌握脱位的定义、分类。掌握上肢骨折、下肢骨折的 X 线表现。掌握大关节脱位的定义及 X 线基本表现。

2. 熟悉骨折分类、骨折的愈合过程及影响因素以及骨折的并发症和后遗症。熟悉腕软组织损伤的影像表现。

3. 了解脊柱和骨盆创伤的 X 线表现。

【能力培养目标】

能够诊断四肢骨折。

【教学内容】

第一节　概述

介绍骨折和脱位的定义、病因、分类和移位、临床表现、骨折的影像学检查、骨折愈合过程、骨折延迟愈合和不愈合、骨折的并发症和后遗症、骨骺损伤的 X 线表现。

第二节　骨折

重点介绍四肢骨折的病因、临床表现、影像表现和分型。重点介绍脊柱骨折的病因、临床表现、影像表现和分型。重点介绍骨盆骨折的病因、临床表现、影像表现和分型。

第三节　关节脱位

重点介绍肩关节、肘关节和髋关节的病因、临床表现、影像表现和分型。

第四节　软组织损伤

重点介绍椎间盘突出、膝关节韧带和半月板损伤的病因、临床表现、影像表现和分型。

第四章 感 染

【知识教学目标】

1. 掌握骨关节化脓性感染的 X 线诊断及鉴别诊断。掌握脊柱结核 X 线诊断及鉴别诊断。

2. 熟悉化脓性骨髓炎和化脓性关节炎的 X 线表现。

3. 了解膝关节的 X 线表现。

【能力培养目标】

能够运用影像技术诊断简单的化脓性感染。

【教学内容】

第一节 骨关节化脓性感染

重点介绍骨关节化脓性感染的病因病理、临床表现、影像学表现和鉴别诊断。

第二节 骨关节结核

按部位重点介绍骨关节结核的病因病理、临床表现、影像学表现和鉴别诊断。

第五章 骨 肿 瘤

【知识教学目标】

1. 掌握骨肿瘤的基本 X 线表现,掌握骨肿瘤 X 线平片的诊断要点和良恶性骨肿瘤鉴别。掌握良性骨肿瘤中的骨软骨瘤、骨样骨瘤和巨细胞瘤的影像诊断及鉴别诊断和转移性肿瘤的影像诊断及鉴别诊断。

2. 熟悉恶性骨肿瘤中的成骨肉瘤和骨髓瘤的 X 线诊断及鉴别诊断。熟悉骨肿瘤样病变的 X 线表现。

3. 了解良性骨肿瘤中的骨瘤、孤立性内生软骨瘤、多发性内生软骨瘤的 X 线表现。了解骨肿瘤的分类和命名、骨肿瘤的临床表现。了解恶性骨肿瘤中的骨旁肉瘤、尤因瘤及脊索瘤的 X 线表现。

【能力培养目标】

能够运用影像技术诊断良性骨肿瘤。

【教学内容】

第一节 总论

介绍骨肿瘤的命名、分类、诊断、良恶性骨肿瘤的鉴别。

第二节 良性骨肿瘤

介绍骨瘤、骨软骨瘤、软骨瘤、骨样骨瘤的病理、临床表现、影像学表现、鉴别诊断和诊断要点。介绍骨巨细胞瘤的病理、临床表现、影像学表现、鉴别诊断和诊断要点。

第三节 恶性骨肿瘤

介绍骨肉瘤、软骨肉瘤、骨纤维肉瘤、尤因瘤、骨髓瘤的病理、临床表现、影像学表现、鉴别诊断和诊断要点。

第四节 骨瘤样病变

介绍骨囊肿、动脉瘤样骨囊肿、骨纤维异常增殖症、骨血管瘤的病理、临床表现、影像学表现、鉴别诊断和诊断要点。

第五节 转移性骨肿瘤

主要介绍骨转移的病理、临床表现、影像学表现、鉴别诊断和诊断要点。

第六章 骨缺血坏死

【知识教学目标】

1. 掌握股骨头缺血性坏死的影像诊断及鉴别诊断。

2. 熟悉月骨缺血坏死和距骨缺血坏死。

3. 了解椎体骺板缺血坏死和椎体缺血坏死影像诊断及鉴别诊断。

【能力培养目标】

能够运用影像技术诊断股骨头坏死。

【教学内容】

第一节 股骨头缺血坏死

介绍股骨头缺血坏死的病因病理、临床表现、影像学表现和鉴别诊断。

第二节　椎体骺板缺血坏死

介绍椎体骺板缺血坏死的病因病理、临床表现、影像学表现和鉴别诊断。

第三节　椎体缺血坏死

介绍椎体缺血坏死的病因病理、临床表现、影像学表现和鉴别诊断。

第四节　月骨缺血坏死

介绍月骨缺血坏死的病因病理、临床表现、影像学表现和鉴别诊断。

第五节　距骨缺血坏死

介绍距骨缺血坏死的病因病理、临床表现、影像学表现。

第七章　结缔组织病

【知识教学目标】

1. 掌握类风湿关节炎、强直性脊柱炎、退行性骨关节病的影像表现。

2. 熟悉赖特综合征的影像表现。

3. 了解银屑病性关节炎的影像表现。

【能力培养目标】

能够运用影像技术诊断类风湿关节炎、强直性脊柱炎、退行性骨关节病。

【教学内容】

第一节　类风湿关节炎

介绍类风湿关节炎的病因病理、临床表现、影像学表现、诊断。

第二节　血清阴性脊柱关节病

介绍血清阴性脊柱关节病的病因病理、临床表现、影像学表现、诊断和鉴别诊断。

第三节　骨性关节炎

介绍骨性关节炎的病因病理、临床表现、影像学表现、诊断和鉴别诊断。

第八章　代谢性骨疾病

【知识教学目标】

1. 掌握骨质疏松、痛风的影像表现。

2. 熟悉佝偻病的影像表现。

【能力培养目标】

能够运用影像技术诊断骨质疏松和痛风。

【教学内容】

第一节　骨质疏松症

介绍骨质疏松的定义、病因病理、临床表现、影像学表现和鉴别诊断。

第二节　佝偻病

介绍佝偻病的定义、病因病理、临床表现、影像学表现和鉴别诊断。

第三节　痛风

介绍痛风的定义、病因病理、临床表现、影像学表现和鉴别诊断。

主要参考书目

1. 李欣,张彦.骨伤科 X 线诊断学[M].第 2 版.北京:人民卫生出版社,2010.

2. 尹志伟.骨伤科影像学[M].北京:人民卫生出版社,2012.

3. 苏佳灿,王培信,李文锐,等.骨科影像诊断学[M].上海:第二军医大学出版社,2009.

4. 梁碧铃.骨与关节疾病影像诊断学[M].北京:人民卫生出版社,2006.

5. 徐爱德,徐文坚,刘吉华.骨关节 CT 和 MRI 诊断学[M].济南:山东科学技术出版社,2002.

6. 美 ADAM GREENSPAN 著,唐光健译.骨放射学[M].第 3 版.北京:中国医药科技出版社,2003:1-42.

7. 姜树学,马述盛. CT 与 MRI 影像解剖学图谱[M].沈阳:辽宁科学技术出版社,2003:420-490.

8. 白人驹.医学影像诊断学[M].第 3 版,北京:人民卫生出版社,2011.

9. 王澍寰.临床骨科学[M].上海:上海科学技术出版社,2002:168-173.

10. 胥少汀.实用骨科学·下册[M].第 4 版.北京:人民军医出版社,2012,1497-1500.

11. 宋亚峰,何荷花,徐霖.黏多糖贮积症的 X 线诊断及临床表现[J],罕少疾病杂志,2006,13:29-31.

12. 徐春玲,周胜利,苗重昌,等.黏多糖病的 X 线、MRI 影像特征与临床表现[J],医学影像学杂志,2009,19:1354-1356.

13. 尚发展,黄小伟,何超.石骨症的影像学诊断[J],现代医用影像学,2012,2:102-104.

14. 周伟文,何旭升,刁胜林,等.良恶性石骨症临床及 X 线分析[J],放射学实践,2011,26:749-752.

15. 陈孝平.外科学[M].第 2 版,北京:人民卫生出版社,2004,11:917-1014.

16. 王亦璁.骨与关节损伤[M].第 4 版,北京:人民卫生出版社,2007,2:745-1585.

17. 李景学,孙鼎元.骨关节诊断学[M].北京:人民卫生出版社,1995.

18. 王溱. X 线诊断学[M].石家庄:河北教育出版社,1993.

19. 蒋烈夫.影像诊断学[M].北京:高等教育出版社,2005.

20. 吴恩惠.医学影像学[M].第 4 版,北京:人民卫生出版社,2003,4:79-85.

21. 祁吉.医学影像诊断学[M].北京:人民卫生出版社,2010:256-261.

22. 陆再英,钟南山.内科学[M].北京:人民卫生出版社,2008:848-871.